U0632836

临床药学实践

韩淑兰 著

汕頭大學出版社

图书在版编目（CIP）数据

临床药学实践 / 韩淑兰著 . — 汕头：汕头大学出
版社，2019.9
  ISBN 978-7-5658-2912-3

  Ⅰ . ①临… Ⅱ . ①韩… Ⅲ . ①临床药学 Ⅳ . ①R97

  中国版本图书馆 CIP 数据核字（2018）第 202264 号

临床药学实践
LINCHUANG YAOXUE SHIJIAN

著　　者：韩淑兰
责任编辑：宋倩倩
责任技编：黄东生
封面设计：中图时代
出版发行：汕头大学出版社
　　　　　广东省汕头市大学路 243 号汕头大学校园内　邮政编码：515063
电　　话：0754-82904613
印　　刷：朗翔印刷（天津）有限公司
开　　本：710 mm×1000 mm　1/16
印　　张：11
字　　数：220 千字
版　　次：2019 年 9 月第 1 版
印　　次：2019 年 9 月第 1 次印刷
定　　价：78.00 元
ISBN 978-7-5658-2912-3

版权所有，翻版必究
如发现印装质量问题，请与承印厂联系退换

作者简介

　　韩淑兰，1972 年 2 月出生，女，药剂科主任，主管药师，毕业于滨州医学院药学专业，本科学历，学士学位。2006 年取得执业药师资格。现任诸城市药学专业质量控制中心委员会成员。自参加工作至今 20 多年来一直从事药学工作，熟悉并掌握医院药学专业的每一个工作流程，有丰富的工作实践经验。近年来积极开展临床药学工作，做好处方点评、药品不良反应监测及报告、抗生素合理用药分析等工作。获得诸城市科学技术进步奖一等奖两项，多次在国内期刊发表论文。

目　录

第一章　药物代谢动力学

药物代谢动力学研究药物的体内过程（包括吸收、分布、代谢和排泄），并运用数学原理和方法阐释药物在机体内的动态规律。确定给药剂量和间隔时间的依据是药物在作用部位能否达到安全有效的浓度。药物在作用部位的浓度受药物体内过程的影响而动态变化（图1-1）。

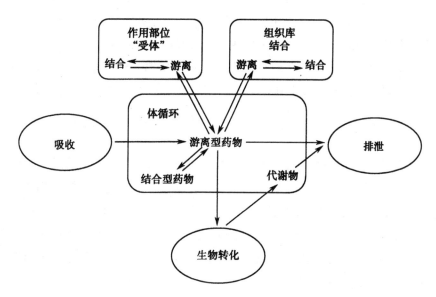

图 1-1　药物的体内过程与作用部位药物浓度的关系

第一节　药物分子的跨膜转运

药物吸收、分布、代谢和排泄过程中，药物分子要通过各种单层（如小肠上皮细胞）或多层（如皮肤）细胞膜。尽管各种细胞结构不尽相同，但其细胞膜是药物在体内转运的基本屏障，药物的通过方式和影响因素相似。

一、药物通过细胞膜的方式

药物分子通过细胞膜的方式有滤过（水溶性扩散）、简单扩散（脂溶性扩散）、载体转运（包括主动转运和易化扩散）和膜动转运（包括入胞和出胞）。

（一）滤过（filtration）

滤过是指水溶性的极性或非极性药物分子借助于流体静压或渗透压随体液通过细胞膜的水性通道而进行的跨膜转运，又称水溶性扩散（aqueous diffusion），为被动转运（passive transport）方式。体内大多数细胞，如结膜、肠道、泌尿道等上皮细胞膜的水性通道很小，直径仅约 4～8Å（1Å = 10^{-10} m），只允许分子量小于 100Da 的物质通过，如锂离子（Li^+）、甲醇、尿素等；大多数毛细血管内皮细胞间的孔隙较大，直径可达 40Å 以上（60～120Å），分子量大到 20000～30000Da 者也能通过，故绝大多数药物均可经毛细血管内皮细胞间的孔隙滤过。但是除了垂体、松果体、正中隆起、极后区、脉络丛外，脑内大部分毛细血管壁无孔隙，药物不能以滤过方式通过这些毛细血管进入脑组织内。

虽然大多数无机离子分子量小，足以通过细胞膜的水性通道，但其跨膜转运由跨膜电位差（如 Cl^-）或主动转运机制（如 Na^+、K^+）控制。

（二）简单扩散（simple diffusion）

简单扩散是指脂溶性药物溶解于细胞膜的脂质层，顺浓度差通过细胞膜，又称脂溶性扩散（lipid diffusion），也是一种被动转运方式。绝大多数药物按此种方式通过生物膜。简单扩散的速度主要取决于药物的油水分配系数（lipid/aqueous partition coefficient）和膜两侧药物浓度差。油水分配系数（脂溶性）和浓度差越大，扩散就越快。但是，因为药物必须先溶于体液才能抵达细胞膜，水溶性太低同样不利于通过细胞膜，故药物在具备脂溶性的同时，仍需具有一定的水溶性才能迅速通过细胞膜。

（三）载体转运（carrier-mediated transport）

许多细胞膜上具有特殊的跨膜蛋白（trans-membrane protein），控制体内一些重要的内源性生理物质（如糖、氨基酸、神经递质、金属离子）和药物进出细胞。这些跨膜蛋白称为转运体（transporter）。药物转运体分为两类：一类是主要将药物由细胞外转运至细胞内，如有机阴离子多肽转运体（organic anion transporting polypeptide）、有机阳离子转运体（organic cation transporter）、寡肽转运体（oligopeptide transporter）等；另一类是主要将药物由细胞内转运至细胞外，如 P-糖蛋白（P-glycoprotein）、乳腺癌耐药蛋白（breast cancer resistance protein）、肺耐药蛋白（lung resistance protein）、多药耐药蛋白（multidrug resistance protein）等。

载体转运是指转运体在细胞膜的一侧与药物或生理性物质结合后，发生构型改变，在细胞膜的另一侧将结合的内源性物质或药物释出。载体转运的特点：①对转运物质有选择性（selectivity）；②载体转运能力有限，故具有饱和性（saturation）；③结构相似的药物或内源性物质可竞争同一载体而具有竞争性（competition），并可发生竞争性抑制（competitive inhibition）。载体转运主要发生在肾小管、胆道、血脑屏障和胃肠道的药物转运。

载体转运主要有主动转运和易化扩散两种方式。

1. 主动转运（active transport）

主动转运需要耗能，能量可直接来源于 ATP 的水解，或是间接来源于其他离子如 Na^+ 的电化学梯度。主动转运可逆电化学差转运药物。这种转运对体内代谢物质和神经递质的转运，以及通过干扰这些物质而产生药理作用的药物有重要意义。有的药物通过神经元细胞、脉络丛、肾小管细胞和肝细胞时是以主动转运方式进行的。

2. 易化扩散（facilitated diffusion）

易化扩散与主动转运不同的是不需要能量，不能逆电化学差转运，所以实际上是一种被动转运。易化扩散可加快药物的转运速率。维生素 B_{12} 经胃肠道吸收、葡萄糖进入红细胞内、甲氨蝶呤进入白细胞等均以易化扩散方式进行。

（四）膜动转运（membrane moving transport）

膜动转运是指大分子物质通过膜的运动而转运，包括胞饮和胞吐。

1. 胞饮（pinocytosis）

又称吞饮或入胞，是指某些液态蛋白质或大分子物质通过细胞膜的内陷形成吞饮小泡而进入细胞内。如脑垂体后叶粉剂可从鼻黏膜给药以胞饮方式吸收。

2. 胞吐（exocytosis）

又称胞裂外排或出胞，是指胞质内的大分子物质以外泌囊泡的形式排出细胞的过程。如腺体分泌及递质的释放。

二、影响药物通透细胞膜的因素

（一）药物的解离度和体液的酸碱度

绝大多数药物属于弱酸性或弱碱性有机化合物，在体液中均不同程度地解离。分子型（非解离型，unionized form）药物疏水而亲脂，易通过细胞膜；离子型（ionized form）药物极性高，不易通过细胞膜脂质层，这种现象称为离子障（ion trapping）。药物解离程度取决于体液 pH 和药物解离常数（K_a）。解离常数的负对数值为 PK_a，表示药物的解离度，是指药物解离 50% 时所在体液的 pH。各药都有固定的 pK_a，依据 Handerson-Hasselbalch 公式计算而得：

弱酸性药物

$$HA \rightleftharpoons H^+ + A^-$$

$$K_a = \frac{[H^+][A^-]}{[HA]}$$

$$pK_a = pH - \log\frac{[A^-]}{[HA]}$$

$$pH - pK_a = \log\frac{[A^-]}{[HA]}$$

$$\therefore \frac{[离子型]}{[非离子型]} = \frac{[A^-]}{[HA]} = 10^{pH-pK_a}$$

弱碱性药物

$$BH^+ \rightleftharpoons H^+ + B$$

$$K_a = \frac{[H^+][B]}{[BH^+]}$$

$$pK_a = pH - \log\frac{[B]}{[BH^+]}$$

$$pK_a - pH = \log\frac{[BH^+]}{[B]}$$

$$\therefore \frac{[离子型]}{[非离子型]} = \frac{[BH^+]}{[B]} = 10^{pK_a-pH}$$

上述公式也提示，改变体液 pH 可明显影响弱酸或弱碱性药物的解离程度。药物的解离程度在 pH 变化较大的体液内对药物跨膜转运的影响更为重要。胃液 pH 变化范围为 1.5～7.0，尿液为 5.5～8.0。如此大的 pH 变化范围对那些脂溶性适中的药物会产生显著的临床意义。如苯巴比妥的清除在碱性尿内比在酸性尿内快 7 倍。抗高血压药美卡拉明（mecamylamine）为弱碱性，在酸性尿内的清除速率约为碱性尿的 80 倍。

（二）药物浓度差以及细胞膜通透性、面积和厚度

药物以简单扩散方式通过细胞膜时，除了受药物解离度和体液 pH 影响外，药物分子跨膜转运的速率（单位时间通过的药物分子数）还与膜两侧药物浓度差（C_1-C_2）、膜面积、膜通透系数（permeability coefficient）和膜厚度等因素有关。膜表面大的器官，如肺、小肠，药物通过其细胞膜脂层的速度远比膜表面小的器官（如胃）快。这些因素的综合影响符合 Fick 定律（Fick's law）：

$$通透量（单位时间分子数）= (C_1-C_2) \times \frac{面积 \times 通透系数}{厚度}$$

（三）血流量

血流量的改变可影响细胞膜两侧药物浓度差，药物被血流带走的速度影响膜

一侧的药物浓度，血流量丰富、流速快时，不含药物的血液能迅速取代含有较高药物浓度的血液，从而得以维持很大的浓度差，加快药物跨膜转运速率。

（四）细胞膜转运蛋白的量和功能

营养状况和蛋白质的摄入影响细胞膜转运蛋白的数量，从而影响药物的跨膜转运。转运蛋白的功能受基因型控制，如多药耐药基因（multidrug resistance gene）是编码 P-糖蛋白的基因，其基因多态性引起的不同基因型具有编码不同的 P-糖蛋白功能，从而影响药物的跨膜转运。

第二节　药物的体内过程

一、吸　收

药物自用药部位进入血液循环的过程称为吸收（absorption）。血管外给药途径均存在吸收过程。不同给药途径具有不同的吸收过程和特点。

（一）口服

口服是最常用的给药途径，给药方便，大多数药物能充分吸收。胃肠道的吸收面积大、内容物的拌和作用以及小肠内适中的酸碱性（pH5.0～8.0）对药物解离影响小等因素均有利于药物的吸收。

大多数药物在胃肠道内以简单扩散方式被吸收。影响胃肠道对药物吸收的因素包括：服药时饮水量、是否空腹、胃肠蠕动度、胃肠道 pH、药物颗粒大小、药物与胃肠道内容物的理化性相互作用（如钙与四环素形成不可溶的络合物引起吸收障碍）等。此外，胃肠道分泌的酸和酶以及肠道内菌群的生化作用均可影响药物的口服吸收，如一些青霉素类抗生素因被胃酸迅速灭活而口服无效，多肽类激素如胰岛素在肠内被水解而必须采用非胃肠道途径给药。

从胃肠道吸收入门静脉系统的药物在到达全身血液循环前必先通过肝脏，如果肝脏对其代谢能力很强，或由胆汁排泄的量大，则进入全身血液循环内的有效药物量明显减少，这种作用称为首关消除（first pass elimination）。首关消除也称首关代谢（first pass metabolism）或首关效应（first pass effect）。有的药物可被吸收进入肠壁细胞内而被代谢一部分也属首过消除。胃肠道外途径给药时，在到达作用部位或靶器官前，可在肺内排泄或代谢一部分药物，这也是一种首过消除，肺也因而成为一首过消除器官。首过消除高时，机体可利用的有效药物量少，要达到治疗浓度，必须加大用药剂量。但因剂量加大，代谢产物也会明显增多，可能出现代谢产物的毒性反应。因此，在应用首过消除高的药物而决定采用大剂量口服时，应先了解其代谢产物的毒性作用和消除过程。

（二）吸入

除了气态麻醉药和其他一些治疗性气体经吸入给药外，容易气化的药物，也可采用吸入途径给药，如沙丁胺醇。有的药物难溶于一般溶剂，水溶液又不稳定，如色甘酸钠，可制成直径约 5μm 的极微细粉末以特制的吸入剂气雾吸入。由于肺泡表面积很大，肺血流量丰富，因此只要具有一定溶解度的气态药物即能经肺迅速吸收。气道本身是抗哮喘药的靶器官，以气雾剂解除支气管痉挛是一种局部用药。

（三）局部用药

局部用药的目的是在皮肤、眼、鼻、咽喉和阴道等部位产生局部作用。有时也在直肠给药以产生局部抗炎作用，但大部分直肠给药是为了产生吸收作用。直肠给药可在一定程度上避免首过消除。直肠中、下段的毛细血管血液流入下痔静脉和中痔静脉，然后进入下腔静脉，其间不经过肝脏。若以栓剂塞入上段直肠，则吸收后经上痔静脉进入门静脉系统，而且上痔静脉和中痔静脉间有广泛的侧支循环，因此，直肠给药的剂量仅约 50% 可以绕过肝脏。为了使某些药物血浆浓度维持较长时间，也可采用经皮肤途径给药，如硝酸甘油软膏，但这是一种全身给药方式。

（四）舌下给药

舌下给药可在很大程度上避免首过消除。如口服硝酸甘油首过消除可达 90% 以上，舌下给药时由血流丰富的颊黏膜吸收，直接进入全身循环。

（五）注射给药

血管注射避开了吸收屏障而直接入血，不存在吸收过程。药物肌内或皮下注射时，主要经毛细血管以简单扩散和滤过方式吸收，吸收速率受注射部位血流量和药物剂型影响。肌肉组织的血流量比皮下组织丰富，故药物肌内注射一般比皮下注射吸收快。水溶液吸收迅速，油剂、混悬剂或植入片可在局部滞留，吸收慢，故作用持久。

二、分　布

药物吸收后从血液循环到达机体各个器官和组织的过程称为分布（distribution）。药物在体内的分布受很多因素影响，包括药物的脂溶度、毛细血管通透性、器官和组织的血流量、与血浆蛋白和组织蛋白结合能力、药物的 pK_a 和局部的 pH、药物载体转运蛋白的数量和功能状态、特殊组织膜的屏障作用等。

（一）血浆蛋白的结合率

大多数药物在血浆中均可与血浆蛋白不同程度地结合而形成结合型药物（bound drug），与游离型药物（free drug）同时存在于血液中。白蛋白主要结合弱酸性药物，α_1-酸性糖蛋白（α_1-acidglycoprotein）主要结合弱碱性药物，脂蛋白结合脂溶性强的药物。药物和血浆蛋白的结合符合下列公式：

$$D+P \rightleftharpoons DP$$

D 为游离型药物，DP 为结合型药物。

$$KD = \frac{[D][P]}{[DP]}$$

设 P_T 为血浆蛋白总量，则上式可转换成：

$$\frac{[DP]}{[PT]} = \frac{[D]}{K_D + [D]}$$

上式表明决定血浆蛋白结合率的因素为游离型药物浓度、血浆蛋白量和药物与血浆蛋白的亲和力，即解离常数 K_D 值的大小。

结合型药物不能跨膜转运，是药物在血液中的一种暂时贮存形式。因此，药物与血浆蛋白的结合影响药物在体内的分布、转运速度以及作用强度和消除速率。

药物与血浆蛋白结合的特异性低，与相同血浆蛋白结合的药物之间可发生竞争性置换的相互作用。如抗凝血药华法林血浆蛋白结合率约 99%，当与保泰松（phenylbutazone）合用时，结合型的华法林被置换出来，使血浆内游离药物浓度明显增加，抗凝作用增强，可造成严重的出血，甚至危及生命。药物与内源性化合物也可在血浆蛋白结合部位发生竞争性置换作用，如磺胺异噁唑可将胆红素从血浆蛋白结合部位上置换出来，因此新生儿使用该药可发生致死性核黄疸症（nuclear jaundice）。但是，药物在血浆蛋白结合部位上的相互作用并非都有临床意义。一般认为，只有血浆蛋白结合率高、分布容积小、消除慢以及治疗指数低的药物在临床上这种相互作用才有意义。

（二）器官血流量

药物由血液向组织器官的分布速度主要决定于该组织器官的血流量和膜的通透性，如肝、肾、脑、肺等血流丰富的器官药物分布较快，尤其是在分布的早期，随后还可再分布（redistribution）。例如静脉注射麻醉药硫喷妥钠（thiopental sodium），首先分布到血流量大的脑组织发挥作用，随后由于其脂溶性高又向血流量少的脂肪组织转移，以致患者迅速苏醒，这种现象称为药物在体内的再分布。

（三）组织细胞结合

药物与组织细胞结合是由于药物与某些组织细胞成分具有特殊的亲和力，使这些组织中的药物浓度高于血浆游离药物浓度，使药物的分布具有一定的选择性。如氯喹在肝和红细胞内分布浓度高；庆大霉素与角质蛋白亲和力强，故易分布到皮肤、毛发和指甲。药物与某些组织亲和力强是药物作用部位具有选择性的重要原因。多数情况下，药物和组织的结合是药物在体内的一种贮存方式，如硫喷妥钠再分布到脂肪组织。有的药物与组织可发生不可逆结合而引起毒性反应，如四环素与钙形成络合物储于骨骼及牙齿中，导致小儿生长抑制与牙齿变黄或畸形。

（四）体液的 pH 和药物的解离度

在生理情况下细胞内液 pH 为 7.0，细胞外液为 7.4。由于弱酸性药物在较碱性的细胞外液中解离增多，因而细胞外液浓度高于细胞内液，升高血液 pH 可使弱酸性药物由细胞内向细胞外转运，降低血液 pH 则使弱酸性药物向细胞内转移。弱碱性药物则相反。口服碳酸氢钠碱化血液可促进巴比妥类弱酸性药物由脑细胞向血浆转运；同时碱化尿液，可减少巴比妥类弱酸性药物在肾小管的重吸收，促进药物从尿中排出，这是临床上抢救巴比妥类药物中毒的措施之一。

（五）体内屏障

1. 血脑屏障（blood-brain barrier）

脑组织内的毛细血管内皮细胞紧密相连，内皮细胞之间无间隙，且毛细血管外表面几乎均为星形胶质细胞包围，这种特殊结构形成了血浆与脑脊液之间的屏障。此屏障能阻碍许多大分子、水溶性或解离型药物通过，只有脂溶性高的药物才能以简单扩散的方式通过血脑屏障。血脑屏障的通透性也并非一成不变，如炎症可改变其通透性，在脑膜炎患者，血脑屏障对青霉素的通透性增高，使青霉素在脑脊液中达到有效治疗浓度，而在健康人即使注射大剂量青霉素也难以进入脑脊液。

2. 胎盘屏障（placental barrier）

胎盘绒毛与子宫血窦之间的屏障称为胎盘屏障。事实上胎盘对药物的转运并无屏障作用，因为胎盘对药物的通透性与一般的毛细血管无明显差别，几乎所有的药物都能穿透胎盘进入胎儿体内。药物进入胎盘后，即在胎儿体内循环，并很快在胎盘和胎儿之间达到平衡，此时胎儿血液和组织内的药物浓度通常和母亲的血浆药物浓度相似。因此，孕妇应禁用可引起畸胎或对胎儿有毒性的药物，对其他药物也应十分审慎。

3. 血眼屏障（blood-eye barrier）

吸收入血的药物在房水、晶状体和玻璃体中的浓度远低于血液，此现象是由血眼屏障所致。故作用于眼的药物多以局部应用为宜。与血脑屏障相似，脂溶性或小分子药物比水溶性或大分子药物容易通过血眼屏障。

三、代　谢

药物作为外源性物质（xenobiotics）在体内经酶或其他作用使药物的化学结构发生改变，这一过程称为代谢（metabolism）或生物转化（biotransformation）。代谢是药物在体内消除的重要途径。肝脏是最主要的药物代谢器官。此外，胃肠道、肺、皮肤、肾等也可产生有意义的药物代谢作用。

（一）药物代谢意义

药物经过代谢后其药理活性或毒性发生改变。大多数药物被灭活（inactivation），药理作用降低或完全消失，但也有少数药物被活化（activation）而产生药理作用或毒性。需经活化才产生药理效应的药物称为前药（pro-drug），如可的松（cortisone）须在肝脏转化为氢化可的松而生效。药物的代谢产物与药物毒性作用有密切关系。如对乙酰氨基酚在治疗剂量（1.2g/d）时，95%的药物经葡萄糖醛酸化和硫酸化而生成相应结合物，然后由尿排泄；另5%则在细胞色素 P_{450}

单加氧酶系催化下与谷胱甘肽（glutathion）发生反应，生成巯基尿酸盐而被排泄，因此对乙酰氨基酚在治疗量时是很安全的。但如长期或大剂量使用，葡萄糖醛酸化和硫酸化途径被饱和，较多药物经细胞色素 P_{450} 单加氧酶催化反应途径代谢，因为肝脏谷胱甘肽消耗量超过再生量，毒性代谢产物 N-乙酰对位苯醌亚胺（N-acetyl-p-benzoquinoneimine）便可蓄积，与细胞内大分子（蛋白质）上的亲核基团发生反应，引起肝细胞坏死。

（二）药物代谢时相

药物代谢通常涉及Ⅰ相（phase Ⅰ）和Ⅱ相（phase Ⅱ）反应。Ⅰ相反应过程中通过氧化、还原、水解，在药物分子结构中引入或脱去功能基团（如—OH、—NH$_2$、—SH）而生成极性增高的代谢产物。Ⅱ相反应是结合（conjugation）反应，药物分子的极性基因通过与内源性物质（如葡萄糖醛酸、硫酸、醋酸、甘氨酸等）经共价键结合，生成极性大、水溶性高的结合物而经尿排泄。多数药物的代谢是经Ⅰ、Ⅱ两相反应先后连续进行。但也有例外，如异烟肼代谢时，是先由其结构中的酰肼部分经Ⅱ相反应（乙酰化）生成氮位乙酰基结合物（N-乙酰异烟肼）后再进行Ⅰ相反应（水解），生成肝脏毒性代谢产物乙酰肼和乙酸。

（三）药物代谢酶

药物的生物转化必须在酶的催化下才能进行，这些催化药物代谢的酶统称为药物代谢酶（drug metabolizing enzyme），简称药酶。肝脏中药酶种类多而含量丰富，因此是药物代谢的主要器官。按照药酶在细胞内的存在部位分为微粒体酶系（microsomal enzymes）和非微粒体酶系（non-microsomal enzymes），其中比较重要的是前者。肝药酶主要包括细胞色素 P_{450} 单加氧酶系（cytochrome P_{450} monooxygenases 或 CYP_{450}，简称 CYP）、含黄素单加氧酶系（flavin-containing monooxygenases，FMO）、环氧化物水解酶系（epoxide hydrolases，EH）、结合酶系（conjugating enzymes）和脱氢酶系（dehydrogenases）。

1. 细胞色素 P_{450} 单加氧酶系

CYP 为一类亚铁血红素-硫醇盐蛋白（heme-thiolate proteins）的超家族，参与内源性物质和药物、环境化合物外源性物质的代谢。哺乳动物的 CYP 主要存在于微粒体和线粒体中，根据氨基酸序列的同一性分为家族、亚家族和酶个体。氨基酸序列有 40% 以上相同者划为同一家族，以阿拉伯数字表示；同一家族内相同达 55% 以上者为一亚家族，在代表家族的阿拉伯数字之后标以英文字母表示；而同一亚家族的单个同工酶则再以阿拉伯数字表示。如 CYP2D6 中的 CYP 是细胞色素 P_{450} 的缩写，2 是家族，D 是亚家族，6 是单个酶。在人类中已发现 CYP 共 18 个家族、42 个亚家族、64 个酶。CYP1、CYP2 和 CYP3 家族中各有 8～10 个同工酶，介导人体内绝大多数药物的代谢，其中 CYP3A 代谢 50% 以上的药物。其他家族在类固醇激素、脂肪酸、维生素和其他内源性物质的合成和降解中起重要作用。

CYP 参与药物代谢的总反应式可用下式表达：

$$DH+NADPH+H^++O_2 \rightarrow DOH+H_2O+NADP^+$$

DH 为未经代谢的原形药物，DOH 为代谢产物。CYP 的基本作用是从辅酶 Ⅱ 及细胞色素 b5 获得两个 H^+，另外接受一个氧分子，其中一个氧原子使药物羟化，另一个氧原子与两个 H^+ 结合成水。

2. 含黄素单加氧酶系

FMO 是参与 Ⅰ 相药物氧化反应的另一个药酶超家族，与 CYP 共存于肝脏内质网，主要参与水溶性药物的代谢。该酶系包括 6 个超家族，其中 FMO3 含量丰富，主要代谢烟碱、西咪替丁、雷尼替丁、氯氮平、依托必利等，产生的代谢产物基本无活性。FMO 不被诱导或抑制，未见基于 FMO 的药物相互作用。

3. 环氧化物水解酶系

EH 分为两类：存在于细胞质中的可溶性环氧化物水解酶（sEH）和存在于细胞内质网膜上的微粒体环氧化物水解酶（mEH）。该酶系的作用是将某些药物经 CYP 代谢后生成的环氧化物进一步水解变成无毒或毒性很弱的代谢物。

4. 结合酶系

主要参与 Ⅱ 相药物结合反应，如葡萄糖醛酸转移酶、硫酸转移酶、乙酰转移酶、甲基转移酶、谷胱甘肽-S-转移酶等。除葡萄糖醛酸转移酶存在于内质网外，其余均位于细胞质中。该酶系反应速度通常快于 Ⅰ 相反应酶系，可迅速终止代谢物毒性。

5. 脱氢酶系

包括乙醇脱氢酶、乙醛脱氢酶、乳酸脱氢酶、二氢嘧啶脱氢酶、琥珀酸脱氢酶、葡萄糖-6-磷酸脱氢酶、11β-羟基类固醇脱氢酶等。主要存在于细胞质中，对许多药物和体内活性物质进行代谢。

（四）药物代谢酶的诱导与抑制

参与 I 相反应的 CYP 和 II 相反应的结合酶可因某些药物的反复应用而被诱导，导致酶活性增高。药酶诱导可引起合用的底物药物代谢速率加快，因而药理作用和毒性反应发生变化。苯巴比妥（phenobarbital）的药酶诱导作用强，可加速抗凝血药双香豆素的代谢，使凝血酶原时间缩短。如前所述，大剂量对乙酰氨基酚引起的肝脏毒性反应主要来自经 CYP 代谢的毒性代谢产物 N-乙酰对位苯醌亚胺，CYP 的诱导将导致其毒性反应增强。药物代谢酶的被诱导程度受其表型和基因型遗传多态性的影响，野生型纯合子的可诱导性显著高于野生型杂合子，更高于突变型纯合子。

有些药物本身就是其所诱导的药物代谢酶的底物，因此在反复应用后，药物代谢酶的活性增高，药物自身代谢也加快，这一作用称自身诱导。可发生自身诱导的药物包括苯巴比妥、格鲁米特（glutethimide）、苯妥英钠、保泰松等。自身诱导作用是药物产生耐受性的重要原因。

有些药物可抑制肝微粒体酶的活性，导致同时应用的一些药物代谢减慢。如氯霉素可抑制甲苯磺丁脲（tolbutamide）和苯妥英钠的代谢。

四、排　泄

排泄（excretion）是药物以原形或代谢产物的形式经不同途径排出体外的过程，是药物体内消除的重要组成部分。药物及其代谢产物主要经肾脏从尿液排泄，其次经胆汁从粪便排泄。挥发性药物主要经肺随呼出气体排泄。药物也可经汗液和乳汁排泄。

（一）肾脏排泄

肾脏对药物的排泄方式为肾小球滤过和肾小管分泌，肾小管重吸收是对已经进入尿内药物的回收再利用过程。

1. 肾小球滤过

肾小球毛细血管膜孔较大，除与血浆蛋白结合的结合型药物外，游离型药物及其代谢产物均可经肾小球滤过。滤过速度受药物分子大小、血浆内药物浓度以及肾小球滤过率的影响。

2. 肾小管分泌

近曲小管细胞能以主动方式将药物自血浆分泌入肾小管内。除了特异性转运机制分泌葡萄糖、氨基酸外，肾小管细胞具有两种非特异性转运机制分别分泌有机阴离子（酸性药物离子）和有机阳离子（碱性药物离子）。经同一机制分泌的药物可竞争转运体而发生竞争性抑制，通常分泌速度较慢的药物能更有效地抑制分泌速度较快的药物。丙磺舒为弱酸性药，通过酸性药物转运机制经肾小管分泌，因而可竞争性地抑制经同一机制排泄的其他酸性药，如青霉素，两药合用后青霉素血药浓度增高，疗效增强，可用于少数重症感染。噻嗪类利尿药、水杨酸盐、保泰松等与尿酸竞争肾小管分泌机制而引起高尿酸血症，诱发痛风。许多药物与近曲小管主动转运载体的亲和力显著高于和血浆蛋白的亲和力，因此药物经肾小管分泌的速度不受血浆蛋白结合率的影响。

3. 肾小管重吸收

非解离型的弱酸性药物和弱碱性药物在肾脏远曲小管可通过简单扩散而被重吸收。重吸收程度受血、尿 pH 和药物 pK_a 影响。一般来说，为 3.0～8.0 的酸性药和 PK_a 为 6.0～11.0 的碱性药的排泄速度易因尿 pH 改变而受到明显影响。碱化或酸化尿液可分别使弱酸性药物（如苯巴比妥）、弱碱性药物（如苯丙胺）的解离型增加，脂溶性减少，不易被肾小管重吸收。

（二）消化道排泄

药物可通过胃肠道壁脂质膜自血浆内以简单扩散方式排入胃肠腔内，位于肠上皮细胞膜上的 P-糖蛋白也可直接将药物及其代谢产物从血液内分泌排入肠道。当碱性药物血药浓度很高时，消化道排泄途径十分重要。如大量应用吗啡（pK_a7.9）后，血液内部分药物经简单扩散进入胃内酸性环境（pH1.5～2.5）后，几乎完全解离，重吸收极少，洗胃可清除胃内药物；如果不以洗胃将其清除，则进入较碱性的肠道后会再被吸收。

部分药物经肝脏转化形成极性较强的水溶性代谢产物，被分泌到胆汁内经由胆道及胆总管进入肠腔，然后随粪便排泄，经胆汁排入肠腔的药物部分可再经小肠上皮细胞吸收经肝脏进入血液循环，这种肝脏、胆汁、小肠间的循环称肠肝循环（enterohepatic cycle）。肠肝循环可延长药物的血浆半衰期和作用维持时间。若中断其肝肠循环，半衰期和作用时间均可缩短。强心苷中毒时，口服考来烯胺可在肠内和强心苷形成络合物，中断强心苷的肠肝循环，加快其粪便排泄，为急救措施之一。

（三）其他途径的排泄

许多药物也可经汗液、唾液、泪液和乳汁排泄。这些途径的排泄主要是依靠脂溶性分子型药物通过腺上皮细胞进行简单扩散，与 pH 有关。药物也可以主动转运方式分泌入腺体导管内，排入腺体导管内的药物可被重吸收。经唾液进入口腔的药物吞咽后也可被再吸收。乳汁酸度较血浆高，故碱性药物在乳汁内的浓度较血浆内浓度略高，酸性药物则相反。非电解质类（如乙醇、尿素）易进入乳汁达到与血浆相同浓度。挥发性药物和气态麻醉药可通过肺排出体外。

第三节　房室模型

房室模型（compartment model）是目前广泛应用的分析药物体内过程动态规律的一种数学模型。房室模型是将机体视为一个系统，系统内部按动力学特点分为若干房室。房室是一个假设空间，其划分与解剖学部位或生理学功能无关，只要体内某些部位药物的转运速率相同，均视为同一室。房室模型的提出是为了使复杂的生物系统简化，从而能定量地分析药物在体内的动态过程。

在多数情况下，药物可进、出房室，故称为开放性房室系统。通常有两种开放性模型，即开放性一室模型（one-compartment open model）和开放性二室模型（two-compartment open model）。

如果给药后，体内药物瞬时在各部位达到平衡，即血液浓度和全身各组织器官部位浓度迅即达到平衡，可看成一室模型。但多数情况下，药物在某些部位的药物浓度可以和血液中的浓度迅速达到平衡，而在另一些部位中的转运有一延后的、但彼此近似的速率过程，迅速和血液浓度达，到平衡的部位被归并为中央室，随后达到平衡的部位则归并为周边室，称二室模型（图 1-2）。若转运到周边室的速率过程仍有较明显的快慢之分，就成为三室模型。

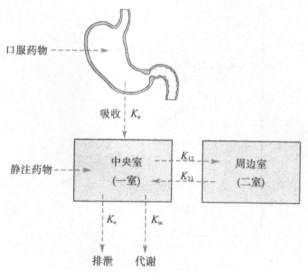

图1-2　药物经静脉注射和口服给药的二室模型

K_a：吸收速率常数；K_{12}，K_{21}：药物按一级动力学由一
室向二室（K_{12}）和由二室向一室（K_{21}）转运的速率常数，
K_m，K_n 分别为代谢和排泄速率常数

　　属于开放性二室模型的药物在一次快速静脉注射后，若将其血浆药物浓度的对数值对相应时间作图时，即可见各实验点所连成的曲线是由两段不同直线构成，也就是说，其药-时曲线呈双指数衰减（图1-3）。前一段直线主要反映了分布过程，称分布相或 α 相，此期血浆药物浓度迅速下降；后一段直线主要反映消除过程，称消除相或 β 相，此期血浆药物浓度缓慢下降。反映其动力学过程的数学公式为：

$$C_t = Ae^{-\alpha t} + Be^{-\beta t}$$

　　式中 C_t 为 t 时的血浆药物浓度，α 为分布相的速率常数，β 为消除相的速率常数，分别反映体内药物分布和消除的速度。B 为药-时曲线中 β 相段外延至纵坐标（浓度）的截距。将实验中的实际测得的血浆药物浓度值减去 β 相段上各相应时间点的数值，再将其差值在同一药-时图上作图得一直线，将此直线外延至纵坐标的截距即为 A（图1-3）。B 和 β、A 和 α 均用最小二乘法（即回归方程）计算得到。

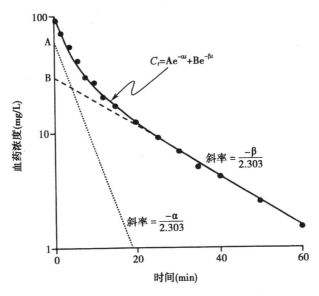

图 1-3 静脉注射药物的二室模型药-时曲线及相关参数的计算

需要注意的是，房室不是机体实际存在的解剖学、生理学空间，很多因素（如采血时间的设定、药物浓度分析方法等）影响房室的判定，故实际上多已采用非房室模型法（noncompartmental method）来进行药代动力学计算和分析，如生理药代动力学模型（physiological pharmacokinetic model）、药动-药效组合模型（combined pharmacodynamic-pharmacokinetic model）、统计矩（statistical moment）等。生理药代动力学模型是基于生理特征的模型，每一个器官或组织就是一个"房室"。药动-药效组合模型是将各自独立的药动模型和药效模型建立为统一的模型，以研究整体上的量效关系，此模型比药动学模型更切合临床实际。统计矩模型是将药物通过身体的过程看做是一个随机过程，时量曲线被看做是一种统计分布曲线，以曲线下面积来分析药物的体内变化过程，并计算药动学参数。

第四节 药物消除动力学

一、一级消除动力学

一级消除动力学（first-order elimination kinetics）是体内药物按恒定比例消除，在单位时间内的消除量与血浆药物浓度成正比。其药-时曲线在常规坐标图上作图时呈曲线，在半对数坐标图上则为直线，呈指数衰减（图 1-4），故一级动力学过程也称线性动力学过程（linear kinetics）。大多数药物在体内按一级动力学消除。

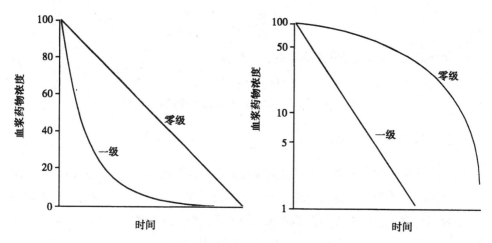

图1-4 一级消除动力学和零级消除动力学的药-时曲线

左图为常规坐标图，右图为半对数坐标图

反映药物在体内按一级动力学消除时血浆药物浓度衰减规律的方程式为：

$$\frac{\mathrm{d}C}{\mathrm{d}t} = -K_e C$$

C 为药物浓度；K_e 为消除速率常数（elimination rate constant），反映体内药物的消除速率，负值表示药物经消除而减少；t 为时间。

经积分、移项，可得表示在 t 时的药物浓度 C_t 与初始药物浓度（$t=0$ 时）C_0 的关系：

$$C_t = C_0 \mathrm{e}^{-Ket}$$

上式以常用对数表示，则为：

$$\lg C_t = \frac{-K_e}{2.303}t + \lg C_0$$

将实验所得给药后相应时间的药物浓度在半对数坐标图上作图，可目测到一条消除直线，以最小二乘法算出斜率，根据斜率$=-K_e/2.303$ 求出 K_e 值。根据回归方程求出该直线的截距即为 $\lg C_0$。

二、零级消除动力学

零级消除动力学（zero-order elimination kinetics）是药物在体内以恒定的速

率消除，即不论血浆药物浓度高低，单位时间内消除的药物量不变。在半对数坐标图上其药–时曲线呈曲线（图 1-4），故称非线性动力学（nonlinear kinetics）。通常是因为药物在体内的消除能力达到饱和所致。零级动力学的计算公式为：

$$\frac{\mathrm{d}C}{\mathrm{d}t} = -K_0$$

此处的 K_0 为零级消除速率常数，经积分得：

$$C_t = -K_0 t + C_0$$

上式为一直线方程，表明体内药物消除速度与初始浓度无关。

三、混合消除动力学

一些药物在体内可表现为混合消除动力学，即在低浓度或低剂量时，按一级动力学消除，达到一定高浓度或高剂量时，因消除能力饱和，单位时间内消除的药物量不再改变，按零级动力学消除，如苯妥英钠、水杨酸、乙醇等。混合消除动力学过程可用米–曼（Michaelis-Menten）方程式表述：

$$\frac{\mathrm{d}C}{\mathrm{d}t} = \frac{V_{\max} \cdot C}{K_\mathrm{m} + C}$$

上式中的 $V_{\max}$ 为最大消除速率；K_m 为米–曼常数，C 为药物浓度。

当 $K_\mathrm{m} \gg C$ 时，即体内药物消除能力远大于药物量时，C 可以忽略不计，此时 $\dfrac{\mathrm{d}C}{\mathrm{d}t} = -\dfrac{V_{\max} \cdot C}{K_\mathrm{m}}$，令 $\dfrac{V_{\max} \cdot C}{K_\mathrm{m}} = K_e$，而成为一级动力学消除。当 $C \gg K_\mathrm{m}$，即体内药物量超过了机体的代谢能力，则 K_m 可以忽略不计，此时 $\dfrac{\mathrm{d}C}{\mathrm{d}t} = -V_{\max}$，表明体内消除药物的能力达到饱和，机体在以最大能力消除药物，即为零级消除动力学过程。

第五节　体内药物的时量关系

一、一次给药的药–时曲线下面积

单个剂量一次静脉或口服给药后不同时间的血浆药物浓度变化，即药–时曲线，见图 1-5。静脉注射形成的曲线由急速下降的以分布为主的分布相和缓慢下降的以消除（包括代谢和排泄）为主的消除相两部分组成，而口服给药形成的曲线则是由迅速上升的以吸收为主的吸收相和缓慢下降的以消除为主的消除相两部分组成。口服时药-时曲线的最高点称峰浓度（peak concentration，C_{max}），达到峰浓度的时间称达峰时间（peak time，T_{max}）药-时曲线下所覆盖的面积称曲线下面积（area under curve，AUC），其大小反映药物进入血液循环的相对量。

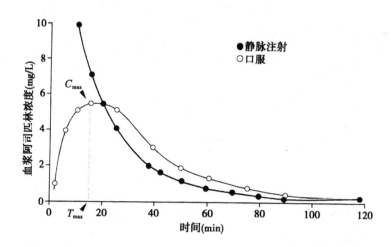

图 1-5　同一患者分别单次口服和静脉注射阿司匹林 650mg 的药-时曲线

$AUC_{0→t}$ 是药物从零时间至 t 时这一段时间的药-时曲线下面积。$AUC_{0→∞}$ 则是药物从零时间至所有原形药物全部消除为止时的药-时曲线下总面积，可根据下述公式求得 $AUC_{0→∞} = \dfrac{A}{\alpha} = \dfrac{B}{\beta}$。$AUC_{0→∞}$ 也可用梯形面积法（trapezoidal rule）求得（即总面积＝各单位间隔时间内梯形面积之和），先按最小二乘法求出 β 值，再按下式算出：$AUC_{0→∞} = AUC_{0→n} + C_n / \beta$。

二、多次给药的稳态血浆浓度

在临床实践中，大多数药物治疗是采用多次给药（muhiple-dose），又以口服多次给药常用。按照一级动力学规律消除的药物，其体内药物总量随着不断给药而逐步增多，直至从体内消除的药物量和进入体内的药物量相等时，体内药物总量不再增加而达到稳定状态，此时的血浆药物浓度称为稳态浓度（steady-state concentration，C_{ss}）（图 2-6）。

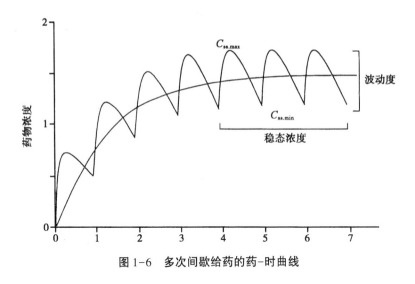

图 1-6　多次间歇给药的药-时曲线

多次给药后药物达到稳态浓度的时间仅取决于药物的消除半衰期。一般来说，药物在剂量和给药间隔时间不变时，经 4~5 个半衰期可分别达到稳态浓度的 94% 和 97%。提高给药频率或增加给药剂量均不能使稳态浓度提前达到，而只能改变体内药物总量（即提高稳态浓度水平）或峰浓度（peak concentration，$C_{ss.\,max}$）与谷浓度（trough concentration，$C_{ss.\,min}$）之差。在剂量不变时，加快给药频率使体内的药物总量增加、峰谷浓度之差缩小；延长给药间隔时间使体内药物总量减少、峰谷浓度差加大。一般来说，如果给药间隔时间长于两个半衰期，长期慢性给药较为安全，多不会出现有重要临床意义的毒性反应。

口服间歇给药时，根据给药剂量（D）、生物利用度（F）和给药间隔时间（τ），可计算平均稳态浓度（C_{ss}）：$C_{ss} = \dfrac{F \cdot D}{CL \cdot \tau}$。

药物浓度呈指数衰减，平均稳态血药浓度 C_{ss} 不是稳态时 $C_{ss.\,max}$ 的算术平均值，而是两次给药间隔内的 AUC 除以给药间隔时间所得：$C_{ss} = \dfrac{AUC_{ss}}{\tau} = \dfrac{AUC_{t_1}^{t_2}}{\tau}$。

AUC_{ss} 等于相同剂量一次给药的 AUC，所以上式也可用单次给药的 AUC 来计算：$C_{ss} = \dfrac{AUC（单剂量）}{\tau}$。

最高稳态浓度，即稳态时的峰浓度（$C_{ss.\,max}$）可由下述公式计算：$C_{ss.\,max} = \dfrac{F \cdot D}{V_{SS} \cdot (1 - e^{-K_e \tau})}$ 式中 D 为剂量，Vss 为稳态时的分布容积；T 为给药间隔时间；

K_e 为消除速率常数，等于 $\dfrac{0.693}{t_{1/2}}$，根据所用药物的 $t_{1/2}$ 可以求得。

稳态时的谷浓度（$C_{ss.min}$）则可由下述公式获得：$C_{ss.min} = C_{ss.max} \times e^{-K_e\tau}$ $-K_e\tau$ 如果药物的治疗范围很窄，则应仔细估计剂量范围和给药频率可能产生的谷、峰浓度。

达到稳态时，峰浓度与谷浓度之间的距离称为波动度（degree of fluctuation，DF）：$-K_e\tau DF\ (\%) = \dfrac{(C_{ss.max} - C_{ss.min}) \times 2}{C_{ss.max} + C_{ss.min}}$。

累积因子（R）表示多次给后药物在体内的累积程度，通常以稳态时 $C_{ss.max}$ 或 $C_{ss.min}$ 与初次给药峰浓度（$C_{1.max}$）或谷浓度（$C_{1.min}$）的比值表示：$R = \dfrac{}{C_{1.max}} =$

$\dfrac{C_{ss.min}}{C_{1.min}} = \dfrac{1}{1 - e^{-K_e\tau}}$。当 τ 与 $t_{1/2}$ 相等时，R 为 1.44。如 τ 小于 $t_{1/2}$ 时，R 以大于 1.44 倍数累积，血药浓度易蓄积升高；反之，如 τ 大于 $t_{1/2}$ 时，R 以小于 1.44 倍数累积，血药浓度不易蓄积。

第六节　药物代谢动力学重要参数

一、消除半衰期

药物消除半衰期（half life，$t_{1/2}$）是血浆药物浓度下降一半所需要的时间。其长短可反映体内药物消除速度。按一级动力学消除时药物的 $t_{1/2}$ 计算：将前述公式 $lgC_t = \dfrac{-K_e}{2.303}t + lgC_0$ 变换成 $t = lg\dfrac{C_0}{C_t} \times \dfrac{2.303}{K_e}$，$t_{1/2}$ 时，$C_t = C_0/2$，故 $t_{1/2} = lg2 \times \dfrac{2.303}{K_e} = 0.301 \times \dfrac{2.303}{K_e} = \dfrac{0.693}{K_e}$。提示，按一级动力学消除的药物，$t_{1/2}$ 为一个常数，不受药物初始浓度和给药剂量的影响，仅取决于 K_e 值。

根据半衰期可确定给药间隔时间，通常给药间隔时间约为一个半衰期。半衰期过短的药物，若毒性小时，可加大剂量并使给药间隔时间长于半衰期，这样既可避免给药过频，又可在两次给药间隔内仍保持较高血药浓度。如青霉素的 $t_{1/2}$ 仅为 1 小时，但通常每 6~12 小时给予大剂量治疗。若毒性大，治疗指数小，则可采用静脉滴注。

按一级动力学消除的药物经过一个 $t_{1/2}$ 后，消除 50%，经过两个 $t_{1/2}$ 后，消除 75%，经过 5 个 $t_{1/2}$ 体内药物消除约 97%，也就是说约经 5 个 $t_{1/2}$，药物可从体内基本消除。反之，若按固定剂量、固定间隔时间给药，或恒速静脉滴注，经 4～5 个 $t_{1/2}$ 基本达到稳态血药浓度（图 1-7）。因此，根据可以估计连续给药后达到稳态血浆药物浓度的时间和停药后药物从体内消除所需要的时间。

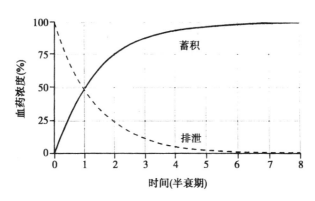

图 1-7 药物的体内蓄积和排泄与消除半衰期的关系

按零级动力学消除时药物的 $t_{1/2}$ 计算：因 $C_t = -K_0 t + C_0$，$t_{1/2}$ 时 $C_t = C_0/2$，所以 $t_{1/2} = 0.5 \times \dfrac{C_0}{K_e}$。提示，药物按零级动力学消除时，$t_{1/2}$ 和血浆药物初始浓度成正比，即给药剂量越大，$t_{1/2}$ 越长。

二、清除率

清除率（clearance，CL）是机体消除器官在单位时间内清除药物的血浆容积，也就是单位时间内有多少体积血浆中所含药物被机体清除，是体内肝脏、肾脏和其他所有消除器官清除药物的总和。清除率以单位时间的容积（ml/min 或 L/h）表示，计算公式为：

$$CL = \frac{A}{AUC_{0 \to \infty}}$$

A 为体内药物总量。在一级消除动力学时，单位时间内消除恒定，比例的药物，因此清除率也是一个恒定值，但当体内药物消除能力达到饱和而按零级动力学方式消除时，每单位时间内清除的药物量恒定不变，因而清除率是可变的。

1. 表观分布容积

表观分布容积（apparent volume of distribution，V_d）是指当血浆和组织内药物分布达到平衡时，体内药物按血浆药物浓度在体内分布所需体液容积。

A 为体内药物总量，C_0 为血浆和组织内药物达到平衡时的血浆药物浓度。由于药物在体内的分布并不是均匀的，因此 V_d 并不是一个生理的容积空间，只是假定当药物在体内按血浆药物浓度均匀分布（即一室模型）时所需容积。根据 V_d 的大小可以推测药物在体内的分布情况。如体重 70kg 的男子（总体液量约为42L，占体重 60%）给予 0.5mg 地高辛时，血浆浓度为 0.78ng/ml，V_d 为 641L，提示其主要分布于血浆以外的组织。实际上，地高辛因为疏水性强，主要分布于肌肉和脂肪组织，血浆内仅有少量药物。

四、生物利用度

生物利用度（bioavailability，F）是指药物经血管外途径给药后吸收进入全身血液循环的相对量。

$$F = \frac{A}{D} \times 100\%$$

A 为体内药物总量，D 为用药剂量。

生物利用度可分为绝对生物利用度和相对生物利用度。生物利用度是通过比较药物在体内的量来计算的。药物在体内的量可以 AUC 表示。因静脉注射时的生物利用度应为 100%，因此如以血管外给药（如口服）的 AUC 和静脉注射的 AUC 进行比较，则可得该药的绝对生物利用度：

$$F = \frac{AUC_{血管外给药}}{AUC_{静脉给药}} \times 100\%$$

如对同一血管外给药途径的某一种药物制剂（如不同剂型、不同药厂生产的相同剂型、同一药厂生产的同一品种的不同批号等）的 AUC 与相同的标准制剂进行比较，则可得相对生物利用度：

$$F = \frac{AUC_{受试制剂}}{AUC_{标准制剂}} \times 100\%$$

除了以进入全身循环药物量的多少来表示生物利用度外，生物利用度还有另外一个含义，即药物进入全身循环的速度。一般来说，应用不同剂型的药物后，血药浓度达峰时间的先后可反映生物利用度的速度差异。

如果药品含有同一有效成分，而且剂量、剂型和给药途径相同，则其在药学方面应是等同的。两个药学等同的药品，若其所含有效成分的生物利用度无显著差别，则认为生物等效（bioequivalence）。生物利用度表示药物进入全身血液循环的相对速度和数量，所以它是含量相同的不同制剂能否产生相同的治疗效应，亦即是否具有生物等效性的依据。不同药厂生产的同一种剂型的药物，甚至同一个药厂生产的同一种药品的不同批产品，生物利用度可能有很大的差别，其原因在于晶型、颗粒大小或药物的其他物理特性以及处方和生产质量控制情况，均可影响制剂的崩解和溶解，从而改变药物的吸收速度和程度。临床上应重视不同药物制品的生物不等效性，特别是治疗指数低或量效曲线陡的药物，如苯妥英钠、地高辛等。

第七节　药物剂量的设计和优化

一、靶浓度

合理的给药方案是使稳态血浆药物浓度（C_{ss}）达到一个有效而不产生毒性反应的治疗浓度范围，称为靶浓度（target concentration）。根据治疗目标确立要达到的靶浓度（即理想的 C_{ss} 范围），再根据靶浓度计算给药剂量，制定给药方案。给药后还应及时监测血药浓度，以进一步调整剂量，使药物浓度始终准确地维持在靶浓度水平。

二、维持量

在大多数情况下，临床多采用多次间歇给药或是持续静脉滴注，以使稳态血浆药物浓度维持在浓度。因此，要计算药物维持剂量（maintenance dose）。为了维持选定的稳态浓度或靶浓度，需调整给药速度以使进入体内的药物速度等于体内消除药物的速度。这种关系可用下述公式表示：

$$给药速度 = \frac{CL \times C_{ss}}{F}$$

如以靶浓度表示，则为：

$$给药速度 = \frac{CL \times 靶浓度}{F}$$

所谓给药速度，是给药量和给药间隔时间之比，也即单位间隔时间的给药量。如果先提出理想的药物血浆靶浓度，又已知该药物的清除率（CL）、生物利用度（F），则可根据上式计算给药速度。

三、负荷量

因维持量给药通常需要 $4\sim5$ 个 $t_{1/2}$ 才能达到稳态血药浓度，增加剂量或者缩短给药间隔时间均不能提前达到稳态，只能提高药物浓度，因此如果患者急需达到稳态血药浓度以迅速控制病情时，可用负荷量（loading dose）给药法（图 1-8）。负荷量是指首次剂量加大，然后再给予维持剂量，使稳态血药浓度（即事先为该患者设定的靶浓度）提前产生。如心肌梗死后的心律失常需利多卡因立即控制，但利多卡因的 $t_{1/2}$ 是 1 小时以上，如以静脉滴注，患者需等待 4～6 小时才能达到治疗浓度，因此必须使用负荷量。

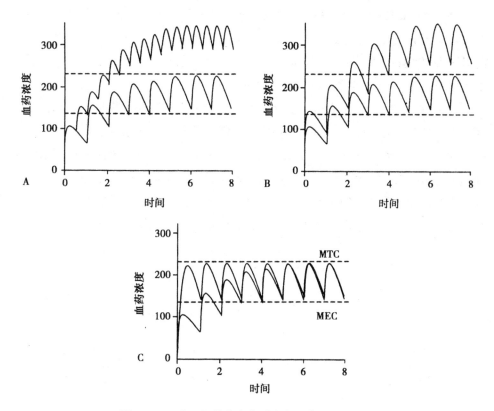

图 1-8　三种不同给药方案对稳态血药浓度的影响

A. 缩短给药时间；B. 增加给药剂量；C. 负荷量给药；MEC：最小有效浓度；MTC：最小中毒浓度

负荷量的计算公式为：

$$负荷量 = 靶浓度（C_p）\cdot V_{ss}/F$$

如果口服间歇给药采用每隔 1 个 $t_{1/2}$ 给药一次，负荷量可采用首剂加倍；持续静脉滴注时，负荷量可采用 1.44 倍第 1 个 $t_{1/2}$ 的静滴量静推。

但使用负荷量也有明显的缺点：①如果是特别敏感的患者，可能会突然产生一个毒性浓度；②如果所用的药物有很长的 $t_{1/2}$，则在药物浓度过高时需较长的时间降低到合适浓度；③负荷量通常很大，而且常为血管给药，或是快速给药，容易在和血浆浓度迅速达到平衡的部位产生毒性作用。

四、个体化治疗

在制定一个药物的合理治疗方案时，必须知道所用药物的 F、CL、V_{SS} 和 $t_{1/2}$，了解药物的吸收速度和分布特点，并且要根据可能引起这些参数改变的患者的情况对剂量进行调整。除了一些病理、生理方面的原因可以改变这些参数外，就是在正常人中许多药物的 F、CL、V_{SS} 值，其变异也很大。对于治疗范围很窄的药物如强心苷、抗心律失常药、抗惊厥药、茶碱等，应测出 $C_{ss.max}$ 值，直接估算 F、CL、V_{SS}，使给药方案较为精确。

以药物代谢动力学为依据，设计一个合理的治疗方案的步骤是：①选择和确定一个靶浓度；②根据已知的人群药代动力学参数和所治疗患者的病理、生理特点（如体重、肾脏功能等），估计患者的清除率和分布容积；③计算负荷量和维持量给药速度以求产生靶浓度；④根据计算所得给药，估计达到稳态浓度后测定血药浓度；⑤根据测得的血药浓度值，计算患者的清除率和分布容积；⑥如果需要，根据临床反应，修正靶浓度；⑦修正靶浓度后，再从第三步做起。

第二章　药物效应动力学

第一节　药物的基本作用

一、药物作用与药理效应

药物作用（drug action）是指药物对机体的初始作用，是动因。药理效应（pharmacological effect）是药物作用的结果，是机体反应的表现。由于二者意义接近，在习惯用法上并不严加区别。

但当二者并用时，应体现先后顺序。

药理效应是机体器官原有功能水平的改变，功能提高称为兴奋（excitation），功能降低称为抑制（inhibition）。例如，肾上腺素升高血压、呋塞米增加尿量均属兴奋；阿司匹林退热和吗啡镇痛均属抑制。

多数药物是通过化学反应而产生药理效应的。这种化学反应的专一性使药物的作用具有特异性（specificity）。例如，阿托品特异性地阻断 M 胆碱受体，而对其他受体影响不大。药物作用特异性的物质基础是药物的化学结构。

药物的作用还有其选择性（selectivity），有些药物可影响机体的多种功能，有些药物只影响机体的一种功能，前者选择性低，后者选择性高。药物作用特异性强并不一定引起选择性高的药理效应，即二者不一定平行。例如，阿托品特异性地阻断 M 胆碱受体，但其药理效应选择性并不高，对心脏、血管、平滑肌、腺体及中枢神经系统都有影响，而且有的兴奋，有的抑制。作用特异性强和（或）效应选择性高的药物应用时针对性较好。反之，效应广泛的药物副反应较多。但广谱药物在多种病因或诊断未明时也有其方便之处，例如广谱抗生素、广谱抗心律失常药等。选择性的基础有以下几方面：药物在体内的分布不均匀、机体组织细胞的结构不同、生化功能存在差异等。

二、治疗效果

治疗效果，也称疗效（therapeutic effect），是指药物作用的结果有利于改变患者的生理、生化功能或病理过程，使病的机体恢复正常。根据治疗作用的效果，可将治疗作用分为：

1. 对因治疗（etiological treatment）

用药目的在于消除原发致病因子，彻底治愈疾病，称为对因治疗，如用抗生素杀灭体内致病菌。

2. 对症治疗（symptomatic treatment）

用药目的在于改善症状，称为对症治疗。对症治疗不能根除病因，但对病因未明暂时无法根治的疾病却是必不可少的。对某些危重急症如休克、惊厥、心力衰竭、心跳或呼吸暂停等，对症治疗可能比对因治疗更为迫切。有时严重的症状可以作为二级病因，使疾病进一步恶化，如高热引起惊厥、剧痛引起休克等。此时的对症治疗（如退热或止痛）对惊厥或休克而言，又可看成是对因治疗。

祖国医学提倡"急则治其标，缓则治其本""标本兼治"。这些是临床实践应遵循的原则。

三、不良反应

凡与用药目的无关，并为患者带来不适或痛苦的反应统称为药物不良反应（adverse reaction）。多数不良反应是药物固有的效应，在一般情况下是可以预知的，但不一定是能够避免的。少数较严重的不良反应较难恢复，称为药源性疾病（drug-induced disease），例如庆大霉素引起的神经性耳聋、肼屈嗪引起的红斑性狼疮等。

1. 副反应（side reaction）

由于选择性低，药理效应涉及多个器官，当某一效应用作治疗目的时，其他效应就成为副反应（通常也称副作用）。例如，阿托品用于解除胃肠痉挛时，可引起口干、心悸、便秘等副反应。副反应是在治疗剂量下发生的，是药物本身固有的作用，多数较轻微并可以预料。

2. 毒性反应（toxic reaction）

毒性反应是指在剂量过大或药物在体内蓄积过多时发生的危害性反应，一般比较严重。毒性反应一般是可以预知的，应该避免发生。急性毒性多损害循环、呼吸及神经系统功能，慢性毒性多损害肝、肾、骨髓、内分泌等功能。致癌（carcinogenesis）、致畸胎（teratogenesis）和致突变（mutagenesis）反应也属于慢性毒性范畴。企图通过增加剂量或延长疗程以达到治疗百的，其有效性是有限度的，同时应考虑到过量用药的危险性。

3. 后遗效应（residual effect）

是指停药后血药浓度已降至阈浓度以下时残存的药理效应，例如服用巴比妥类催眠药后，次晨出现的乏力、困倦等现象。

4. 停药反应（withdrawal reaction）

是指突然停药后原有疾病加剧，又称回跃反应（rebound reaction），例如长期服用可乐定降血压，停药次日血压将明显回升。

5. 变态反应（allergic reaction）

是一类免疫反应。非肽类药物作为半抗原与机体蛋白结合为抗原后，经过接触10天左右的敏感化过程而发生的反应，也称过敏反应（hypersensitive reaction）。常见于过敏体质患者。反应性质与药物原有效应无关，用药理性拮抗药解救无效。反应的严重程度差异很大，与剂量无关，从轻微的皮疹、发热至造血系统抑制、肝肾功能损害、休克等。可能只有一种症状，也可能多种症状同时出现。停药后反应逐渐消失，再用时可能再发。致敏物质可能是药物本身，也可能是其代谢物，亦可能是制剂中的杂质。临床用药前虽常做皮肤过敏试验，但仍有少数假阳性或假阴性反应。可见这是一类非常复杂的药物反应。

6. 特异质反应（idiosyncratic reaction）

少数特异体质患者对某些药物反应特别敏感，反应性质也可能与常人不同，但与药物固有的药理作用基本一致，反应严重程度与剂量成比例，药理性拮抗药救治可能有效。这种反应不是免疫反应，故不需预先敏化过程。现在知道这是一类先天遗传异常所致的反应，例如，对骨骼肌松弛药琥珀胆碱发生的特异质反应是由于先天性血浆胆碱酯酶缺乏所致。

第二节　药物剂量与效应关系

药理效应与剂量在一定范围内成比例，这就是剂量-效应关系（dose-effect relationship，简称量-效关系）。用效应强度为纵坐标，药物剂量或药物浓度为横坐标作图则得量-效曲线（dose-effect curve）。

药理效应按性质可以分为量反应和质反应两种情况。效应的强弱呈连续增减的变化，可用具体数量或最大反应的百分率表示者称为量反应（graded response），例如血压的升降、平滑肌的舒缩等，其研究对象为单一的生物单位。以药物的剂量（整体动物实验）或浓度（体外实验）为横坐标，以效应强度为纵坐标作图，可获得直方双曲线（rectangular hyperbola）；如将药物浓度改用对数值作图则呈典型的对称 S 形曲线，这就是通常所称量反应的量-效曲线（图 2-1）。

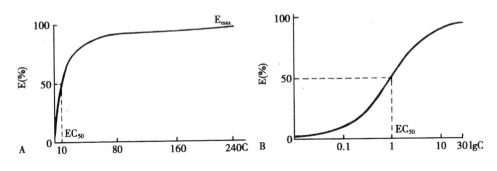

图 2-1　药物作用的量-效关系曲线

A. 药量用真数剂量表示；B. 药量用对数剂量表示；E：效应强度；C：药物浓度

从量反应的量效曲线可以看出下列几个特定位点：

最小有效量（minimal effective dose）或最低有效浓度（minimal effective concentration）即刚能引起效应的最小药量或最小药物浓度，亦称阈剂量或阈浓度（threshold dose or concentration）。

最大效应（maximal effect，E_{max}）随着剂量或浓度的增加，效应也增加，当效应增加到一定程度后，若继续增加药物浓度或剂量而其效应不再继续增强，这一药理效应的极限称为最大效应，也称效能（efficacy）。

半最大效应浓度（concentration for 50% of maximal effect，EC_{50}）是指能引起50%最大效应的浓度。

效价强度（potency）是指能引起等效反应（一般采用50%效应量）的相对浓度或剂量，其值越小则强度越大。药物的最大效应与效价强度含义完全不同，二者并不平行。

例如，利尿药以每日排钠量为效应指标进行比较，氢氯噻嗪的效价强度大于呋塞米，而后者的最大效应大于前者（图 2-2）。药物的最大效应值有较大实际意义，不区分最大效应与效价强度只讲某药较另药强若干倍是易被误解的。曲线中段斜率（slope）较陡的提示药效较剧烈，较平坦的则提示药效较温和。

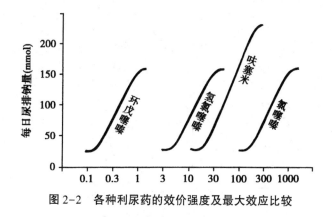

图 2-2　各种利尿药的效价强度及最大效应比较

如果药理效应不是随着药物剂量或浓度的增减呈连续性量的变化，而表现为反应性质的变化，则称为质反应（quantal response or all-or-none response）。质反应以阳性或阴性、全或无的方式表现，如死亡与生存、惊厥与不惊厥等，其研究对象为一个群体。在实际工作中，常将实验动物按用药剂量分组，以阳性反应百分率为纵坐标，以剂量或浓度为横坐标作图，也可得到与量反应相似的曲线。如果按照药物浓度或剂量的区段出现阳性反应频率作图得到呈常态分布曲线。如果按照剂量增加的累计阳性反应百分率作图，则可得到典型的 S 形量效曲线（图2-3）。

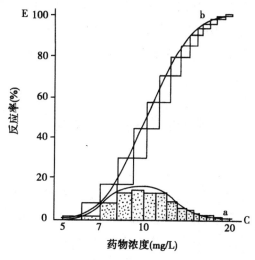

图 2-3　质反应的量效曲线

曲线 a 为区段反应率；曲线 b 为累计反应率；E：阳性反应率；C：浓度或剂量

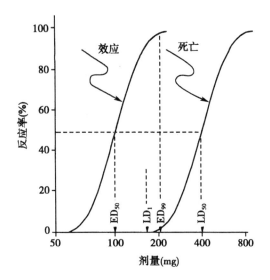

图 2-4　药物效应和毒性的量效曲线

在这一曲线可以看出的特定位点为半数有效量（median effective dose，ED_{50}），即能引起50%的实验动物出现阳性反应时的药物剂量；如效应为死亡，贝U 称为半数致死量（median lethal dose，LD_{50}）。通常将药物的 LD_{50}/ED_{50} 的比值称为治疗指数（therapeutic index，TI），用以表示药物的安全性。治疗指数大的药物相对较治疗指数小的药物安全。但以治疗指数来评价药物的安全性，并不完全可靠。如某药的 ED 和 LD 两条曲线的首尾有重叠（图2-4），即有效剂量与其致死剂量之间有重叠。为此，有人用1%致死量（LD_1）与99%有效量（ED_{99}）的比值或5%致死量（LD_5）与95%有效量（ED_{95}）之间的距离来衡量药物的安全性。

第三节　药物与受体

药物的作用机制（mechanism of action）是研究药物如何与机体细胞结合而发挥作用的。大多数药物的作用来自于药物与机体生物大分子之间的相互作用，这种相互作用引起了机体生理、生化功能的改变。机体的每一个细胞都有其复杂的生命活动过程，而药物的作用又几乎涉及与生命代谢活动过程有关的所有环节，因此药物的作用机制十分复杂。已知的药物作用机制涉及受体、酶、离子通道、核酸、载体、免疫系统、基因等。此外，有些药物通过其理化作用（如抗酸药）或补充机体所缺乏的物质而发挥作用。药物作用机制的具体内容将在以后有关章节详细介绍，在此重点介绍药物作用的受体机制。

一、受体研究的由来

受体的概念是 Ehrlich 和 Langley 于 19 世纪末和 20 世纪初在实验室研究的基础上提出的。当时，Ehrlich 发现一系列合成的有机化合物的抗寄生虫作用和引起的毒性反应有高度的特异性。Langley 根据阿托品和毛果芸香碱对猫唾液分泌具有拮抗作用这一现象，提出在神经末梢或腺细胞中可能存在一种能与药物结合的物质。1905 年他在观察烟碱与箭毒对骨骼肌的兴奋和抑制作用时，认为两药既不影响神经传导，也不是作用于骨骼肌细胞，而是作用于神经与效应器之间的某种物质，并将这种物质称为接受物质（receptive substance）。1908 年 Ehrlich 首先提出受体（receptor）概念，指出药物必须与受体进行可逆性或非可逆性结合，方可产生作用。同时也提出了受体应具有两个基本特点：其一是特异性识别与之相结合的配体（ligand）或药物的能力，其二是药物—受体复合物可引起生物效应，即类似锁与钥匙的特异性关系。药物通过受体发挥作用的设想立即受到了学术界的重视，并提出了有关受体与药物相互作用的几种假说，如占领学说（occupation theory）、速率学说（rate theory）、二态模型（two model theory）等。近 20 年来，受体的分离纯化及分子克隆技术的发展，大量受体结构被阐明，其结果不仅促进了药理作用机制的研究，推动了新药的研制，而且还推动了生命科学和医学的发展。

二、受体的概念和特性

受体是一类介导细胞信号转导的功能蛋白质，能识别周围环境中某种微量化学物质，首先与之结合，并通过中介的信息放大系统，触发后续的生理反应或药理效应。体内能与受体特异性结合的物质称为配体，也称第一信使。受体对相应的配体有极高的识别能力，受体均有相应的内源性配体，如神经递质、激素、自体活性物质（autacoid）等。配体与受体大分子中的一小部分结合，该部位叫做结合位点或受点（binding site）。受体具有如下特性：①灵敏性（sensitivity）：受体只需与很低浓度的配体结合就能产生显著的效应。②特异性（specificity）：引起某一类型受体兴奋反应的配体的化学结构非常相似，但不同光学异构体的反应可以完全不同。同一类型的激动药与同一类型的受体结合时产生的效应类似。③饱和性（satumbility）：受体数目是一定的，因此配体与受体结合的剂量反应曲线具有饱和性，作用于同一受体的配体之间存在竞争现象。④可逆性（reversibility)：配体与受体的结合是可逆的，配体与受体复合物可以解离，解离后可得到原来的配体而非代谢物。⑤多样性（multiple-variation）：同一受体可广泛分布到不同的细胞而产生不同效应，受体多样性是受体亚型分类的基础，受体受生理、病理及药理因素调节，经常处于动态变化之中。

三、受体与药物的相互作用

（一）经典的受体学说——占领学说

Clark 于 1926 年、Gaddum 于 1937 年分别提出占领学说，该学说认为：受体只有与药物结合才能被激话并产生效应，而效应的强度与被占领的受体数目成正比，当受体全部被占领时出现最大效应。1954 年 Ariens 修正了占领学说，认为药物与受体结合不仅需要亲和力（affinity），而且还需要有内在活性（intrinsic activity，α）才能激动受体而产生效应。所谓的内在活性是指药物与受体结合后产生效应的能力。只有亲和力而没有内在活性的药物，虽可与受体结合，但不能产生效应。

（二）受体药物反应动力学

根据质量作用定律，药物与受体的相互作用，可用以下公式表达：

$$D+R \underset{k_2}{\overset{k_1}{\rightleftharpoons}} DR \rightarrow E \tag{1}$$

（D：药物，R：受体，DR：药物-受体复合物，E：效应）

$$K_D = \frac{k_2}{k_1} \frac{[D][R]}{[DR]} \tag{2}$$

（K_D 是解离常数）

设受体总数为 R_T，R_T 应为游离受体（R）与结合型受体 DR 之和，即 $R_T = [R] + [DR]$，代入（2）式则

$$K_D = \frac{[D]([R_T] - [DR])}{[DR]} \tag{3}$$

经推导得

$$\frac{[DR]}{[R_T]} = \frac{[D]}{K_D + [D]} \tag{4}$$

根据占领学说的观点，受体只有与药物结合才能被激活并产生效应，而效应

的强度与被占领的受体数目成正比，全部受体被占领时出现最大效应。由上式可得：

$$\frac{E}{E_{max}}=\frac{[DR]}{[R_T]}=\frac{[D]}{K_D+[D]}$$

当 $[D]>>K_D$ 时 $\frac{[DR]}{[R_T]}=100\%$，达最大效能，即 $[DR]_{max}=[R_T]$

当 $\frac{[DR]}{[R_T]}=50\%$，即50%受体与药物结合时，$K_D=[D]$

K_D 表示药物与受体的亲和力，单位为摩尔，其意义是引起最大效应的一半时（即50%受体被占领）所需的药物剂量。K_D 越大，药物与受体的亲和力越小，即二者成反比。将药物-受体复合物的解离常数 K_D 的负对数（$-\lg K_D$）称为亲和力指数（pD_2），其值与亲和力成正比。

药物与受体结合产生效应不仅要有亲和力，而且还要有内在活性，后者是决定药物与受体结合时产生效应大小的性质，可用 α 表示，通常 $0\leqslant\alpha\leqslant1$。故公式（5）应加入这一参数：

$$\frac{E}{E_{max}}=\alpha\frac{[DR]}{[R_T]}$$

当两药亲和力相等时，其效应强度取决于内在活性强弱，当内在活性相等时，则取决于亲和力大小（图2-5）。

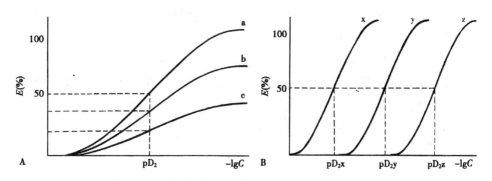

图2-5 三种激动药与受体亲和力及内在活性的比较

A. 亲和力：a=b=c；内在活性：a＞b＞c；B. 亲和力：x＜y＜z；内在活性：x=y=z

四、作用于受体的药物分类

根据药物与受体结合后所产生效应的不同，习惯上将作用于受体的药物分为激动药、部分激动药和拮抗药（阻断药）3 类。

（一）激动药

为既有亲和力又有内在活性的药物，它们能与受体结合并激动受体而产生效应。依其内在活性大小又可分为完全激动药（full agonist）和部分激动药（partial agonist）。前者具有较强亲和力和较强内在活性（$\alpha = 1$）；后者有较强亲和力，但内在活性不强（$\alpha < 1$），与激动药并用还可拮抗激动药的部分效应，如吗啡为完全激动药，而喷他佐辛则为部分激动药。

（二）拮抗药

能与受体结合，具有较强亲和力而无内在活性（$\alpha = 0$）的药物。它们本身不产生作用，但因占据受体而拮抗激动药的效应，如纳洛酮和普萘洛尔均属于拮抗药。少数拮抗药以拮抗作用为主，同时尚有较弱的内在活性（$\alpha < 1$），故有较弱的激动受体作用，如 β 受体拮抗药氧烯洛尔。

根据拮抗药与受体结合是否具有可逆性而将其分为竞争性拮抗药（competitive antagonist）和非竞争性拮抗药（noncompetitive antagonist）。竞争性拮抗药能与激动药竞争相同受体，其结合是可逆的。通过增加激动药的剂量与拮抗药竞争结合部位，可使量效曲线平行右移，但最大效能不变。可用拮抗参数（pA_2）表示竞争性拮抗药的作用强度，其含义为：当激动药与拮抗药合用时，若两倍浓度激动药所产生的效应恰好等于未加入拮抗药时激动药所引起的效应，则所加入拮抗药的摩尔浓度的负对数值为 pA_2。pA_2 越大，拮抗作用越强。pA_2 还可用以判断激动药的性质，如两种激动药被同一拮抗药拮抗，且二者 pA_2 相近，则说明此两种激动药是作用于同一受体。

非竞争性拮抗药与激动药并用时，可使亲和力与活性均降低，即不仅使激动药的量效曲线右移，而且也降低其最大效能（图 2-6）。与受体结合非常牢固，产生不可逆结合的药物也能产生类似效应。

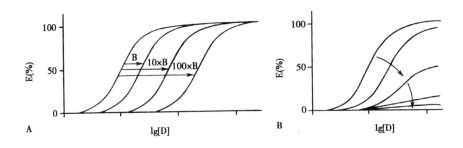

图 2-6 竞争性拮抗药 (A)、非竞争性拮抗药 (B)

占领学说强调受体必须与药物结合才能被激活并产生效应，而效应的强度与药物所占领的受体数量成正比，全部受体被占领时方可产生最大效应。但一些活性高的药物只需与一部分受体结合就能发挥最大效能，在产生最大效能时，常有95%～99%受体未被占领，剩余的未结合的受体称为储备受体（spare receptor），拮抗药必须完全占领储备受体后，才能发挥其拮抗效应。

为什么化学结构类似的药物对于同一受体有的是激动药，有的是拮抗药，还有的是部分激动药？这可用二态模型学说解释。按此学说，受体蛋白有两种可以互变的构型状态：活动状态（active，R_a）与静息状态（inactive，R_i）。静息时（没有激动药存在时）平衡趋向 R_i。平衡趋向的改变，主要取决于药物对 R_a 及 R_i 亲和力的大小。如激动药对 R_a 的亲和力大于对 R_i 的亲和力，可使平衡趋向 R_a，并同时激动受体产生效应。一个完全激动药对 R_a 有充分的选择性，在有足够的药量时，可以使受体构型完全转为 R_a。部分激动药对 R_a 的亲和力仅比对 R_i 的亲和力大50%左右，即便是有足够的药量，也只能产生较小的效应。拮抗药对 R_a 及 R_i 亲和力相等，并不改变两种受体状态的平衡。另有些药物（如苯二氮䓬类）对民亲和力大于 R_a，药物与受体结合后引起与激动药相反的效应，称为反向激动药（inverse agonists）（图 2-7）。

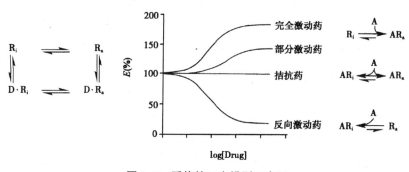

图 2-7 受体的二态模型示意图

五、受体类型

根据受体蛋白结构、信号转导过程、效应性质、受体位置等特点，受体大致可分为下列 5 类：

（一）G 蛋白偶联受体

G 蛋白偶联受体（G protein-coupled receptors）是一类由 GTP 结合调节蛋白

（简称为 G 蛋白，G-protein）组成的受体超家族，可将配体带来的信号传送至效应器蛋白，产生生物效应。这一类受体是目前发现的种类最多的受体，包括生物胺、激素、多肽激素及神经递质等的受体。G 蛋白的调节效应器包括酶类，如腺苷酸环化酶（adenylate cyclase，AC）、磷脂酶 C（phospholipase C，PLC）等及某些离子通道如 Ca^{2+}、K^+ 离子通道。

G 蛋白偶联受体结构非常相似，均为单一肽链形成 7 个 α 螺旋（又称跨膜区段结构）往返穿透细胞膜，形成 3 个细胞外环和 3 个细胞内环。N 端在细胞外，C 端在细胞内，这两段肽链氨基酸组成在各种受体差异很大，与其识别配体及转导信息各不相同有关。胞内部分有 G 蛋白结合区（图 2-8）。G 蛋白是由 α、β、γ 三种亚单位组成的三聚体，静息状态时与 GDP 结合。当受体激活时 GDP-αβγ 复合物在 Mg^{2+} 参与下，结合的 GDP 与胞质中 GTP 交换，GTP-α 与 βγ 分离并激活效应器蛋白，同时配体与受体分离。α 亚单位本身具有 GTP 酶活性，促使 GTP 水解为 GDP，再与 βγ 亚单位形成 G 蛋白三聚体恢复原来的静息状态。

G 蛋白有许多类型，常见的有：兴奋型 G 蛋白（stimulatory G protein，G_s），激活 AC 使 cAMP 增加；抑制型 G 蛋白（inhibitory G protein，G_i）抑制 AC 使 cAMP 减少；磷脂酶 C 型 G 蛋白（PI-PLC Gprotein，G_p）激活磷脂酰肌醇特异的 PLC；转导素（transducin，G_t）及 G_0。据报道在脑内含量最多，参与 Ca^{2+} 及 K^+ 离子通道的调节。一个细胞可表达 20 种之多的 G 蛋白偶联受体，每一种受体对一种或几种 G 蛋白具有不同的特异性。一个受体可激活多个 G 蛋白，一个 G 蛋白可以转导多个信号给效应器（effector），调节许多细胞的功能。

（二）配体门控离子通道受体

离子通道按生理功能分类，可分为配体门控离子通道（ligand-gated ion channel）及电压门控离子通道（voltage-gated ion channel）。配体门控离子通道受体（ligand-gated ion channel receptors）由配体结合部位及离子通道两部分构成，当配体与其结合后，受体变构使通道开放或关闭，改变细胞膜离子流动状态，从而传递信息。这一类受体包括 N 型乙酰胆碱受体、γ-氨基丁酸（GABA）受体等。由单一肽链往返 4 次穿透细胞膜形成 1 个亚单位，并由 4～5 个亚单位组成穿透细胞膜的离子通道，受体激动时离子通道开放使细胞膜去极化或超极化，引起兴奋或抑制效应（图 2-8）。

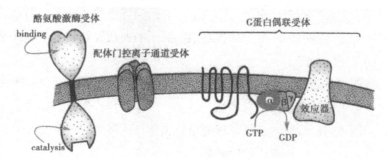

图 2-8 受体结构及相关的信号通路

（三）酪氨酸激酶受体

胰岛素及一些生长因子的受体本身具有酪氨酸蛋白激酶的活性，称为酪氨酸蛋白激酶受体（tyrosine-protein kinase receptor）。这一类受体由三个部分组成（图2-8），细胞外侧与配体结合部位，由此接受外部的信息；与之相连的是一段跨膜结构；细胞内侧为酪氨酸激酶活性区域，能促进自身酪氨酸残基的磷酸化而增强此酶活性，又可使细胞内底物的酪氨酸残基磷酸化，激活胞内蛋白激酶，增加 DNA 及 RNA 合成，加速蛋白合成，从而产生细胞生长分化等效应。

（四）细胞内受体

甾体激素、甲状腺激素、维生素 D 及维生素 A 受体是可溶性的 DNA 结合蛋白，其作用是调节某些特殊基因的转录。甾体激素受体存在于细胞质内，与相应的甾体激素结合形成复合物后，以二聚体的形式进入细胞核中发挥作用。甲状腺素受体存在于细胞核内，功能与甾体激素大致相同。细胞核激素受体（cell nuclear hormone receptors）本质上属于转录因子（transcription factors），激素则是这种转录因子的调控物。

（五）其他酶类受体

鸟苷酸环化酶（guanylate cyclase，GC）也是一类具有酶活性的受体，存在两类 GC，一类为膜结合酶，另一类存在于胞质中。心钠肽（atrial natriuretic peptides）可兴奋鸟苷酸环化酶，使 GTP 转化为 cGMP 而产生生物效应。

六、细胞内信号转导

第一信使是指多肽类激素、神经递质及细胞因子等细胞外信使物质。大多数第一信使不能进入细胞内，而是与靶细胞膜表面的特异受体结合，激活受体而引起细胞某些生物学特性的改变，如膜对某些离子的通透性及膜上某些酶活性的改变，从而调节细胞功能。

第二信使（second messenger）为第一信使作用于靶细胞后在胞质内产生的信息分子。第二信使将获得信息增强、分化、整合并传递给效应器才能发挥其特定的生理功能或药理效应。最早发现的第二信使是环磷腺苷（cAMP），现在知道还有许多其他物质参与细胞内信号转导。

1. 环磷腺苷（cAMP）

cAMP 是 ATP 经 AC 作用的产物。β 受体、D_1 受体、H_2 受体等激动药通过 G_s 作用使 AC 活化，ATP 水解而使细胞内 cAMP 增加。α 受体、D_2 受体、M_2 受体、阿片受体等激动药通过 G_i 作用抑制 AC，细胞内 cAMP 减少。cAMP 经磷酸二酯酶（phospho-diesterase，PDE）水解为 5′-AMP 后灭活。cAMP 能激活蛋白激酶 A（protein kinase P，PKA），PKA 能在 ATP 存在的情况下使许多蛋白质特定的丝氨酸残基和（或）苏氨酸残基磷酸化，从而产生生物效应。

2. 环磷鸟苷（cGMP）

cGMP 是 GTP 经 GC 作用的产物，也受 PDE 灭活。cGMP 作用与 cAMP 相反，使心脏抑制、血管舒张、肠腺分泌等。cGMP 可激活蛋白激酶 C（protein kinase C，PKC）而引起各种效应。

3. 肌醇磷脂（phosphatidylinositol）

细胞膜肌醇磷脂的水解是另一类重要的受体信号转导系统。α_1、H_1、5-HT_2、M_1、M_3 等受体激动药与其受体结合后，通过 G 蛋白介导激活 PLC，PLC 使 4,5-二磷酸肌醇（PIP_2）水解为二酰甘油（DAG）及 1,4,5-三磷酸肌醇（IP_3）。DAG 在细胞膜上激活 PKC，使许多靶蛋白磷酸化而产生效应，如腺体分泌、血小板聚集、中性粒细胞活化及细胞生长、代谢、分化等效应。IP_3 能促进细胞内钙池释放 Ca^{2+}，也有重要的生理意义。

4. 钙离子

细胞内的 Ca^{2+} 浓度在 $1\mu mol$ 以下，不到血浆 Ca^{2+} 的 0.1%，对细胞功能有着重要的调节作用，如肌肉收缩、腺体分泌、白细胞及血小板活化等。细胞内的 Ca^{2+} 可以从细胞外经细胞膜上的钙离子通道流入，也可以从细胞内肌浆网等钙池释放，两种途径互相促进。前者受膜电位、受体、蛋白、G 蛋白、PKA 等调控，后者受 IP_3 作用而释放。细胞内的 Ca^{2+} 激活 PKC，与 DAG 有协同作用，共同促进其他信息传递蛋白及效应蛋白活化。很多药物通过影响细胞内的 Ca^{2+} 而发挥其药理效应，故细胞内 Ca^{2+} 的调控及其作用机制近年来受到极大重视。

第三信使是指负责细胞核内外信息传递的物质，包括生长因子、转化因子等。它们传导蛋白以及某些癌基因产物，参与基因调控、细胞增殖和分化以及肿瘤的形成等过程。

从分子生物学角度看，细胞信息物质在传递信号时绝大部分通过酶促级联反应方式进行。它们最终通过改变细胞内有关酶的活性、开启或关闭细胞膜离子通道及细胞核内基因的转录，达到调节细胞代谢和控制细胞生长、繁殖和分化的作用。

七、受体的调节

受体虽是遗传获得的固有蛋白，但并不是固定不变的，而是经常代谢转换处于动态平衡状态，其数量、亲和力及效应力经常受到各种生理及药理因素的影响。

受体的调节是维持机体内环境稳定的一个重要因素，其调节方式有脱敏和增敏两种类型。受体脱敏（receptor desensitization）是指在长期使用一种激动药后，组织或细胞对激动药的敏感性和反应性下降的现象。如仅对一种类型的受体激动药的反应性下降，而对其他类型受体激动药的反应性不变，则称之为激动药特异性脱敏（agonist-specific desensitization）；若组织或细胞对一种类型激动药脱敏，对其他类型受体激动药也不敏感，则称为激动药非特异性脱敏（agonist-nonspecific desensitization），前者可能与受体磷酸化或受体内移有关；后者则可能是由于所有受影响的受体有一个共同的反馈调节机制，也可能受到调节的是它们信号转导通路上的某个共同环节。

受体增敏（receptor hypersensitization）是与受体脱敏相反的一种现象，可因受体激动药水平降低或长期应用拮抗药而造成。如长期应用 β 受体拮抗药普萘洛尔时，突然停药可致"反跳"现象，这是由于 β 受体的敏感性增高所致。

若受体脱敏和增敏只涉及受体密度的变化，则分别称之为下调（down-regulation）和上调（up-regulation）。

第三章 影响药物效应的因素

药物在机体内产生的药理作用和效应是药物和机体相互作用的结果，二者相互作用受药物和机体的多种因素影响。药物因素主要有药物剂型、剂量和给药途径、合并用药与药物相互作用。机体因素主要有年龄、性别、种族、遗传变异、心理、生理和病理等因素。这些因素往往会引起不同个体或是对药物的吸收、分布和消除产生差异，导致药物在作用部位的浓度不同，表现为药物代谢动力学差异（pharmacokinetic variation）；或是药物代谢动力学参数相同，但反应性不同，表现为药物效应动力学差异（pharmacodynamic variation）。这两方面的变异，均能引起药物反应的个体差异（interindividual variation）。药物反应的个体差异，在绝大多数情况下只是"量"的不同，即药物产生的作用大小或是作用时间长短不同，但药物作用性质没有改变，仍是同一种反应。有时药物作用可出现"质"的变化，产生了不同性质的反应。在临床用药时，应熟悉各种因素对药物作用的影响，根据个体的情况，选择合适的药物和剂量，做到用药个体化。

第一节 药物因素

一、药物制剂和给药途径

药物可制成多种剂型并采用不同的途径给药，如供口服给药的有片剂、胶囊、口服液；供注射用的有水剂、乳剂、油剂；还有控制释放速度的控释剂。同一药物由于剂型不同、采用的给药途径不同，所引起的药物效应也会不同。通常注射药物比口服吸收快、到达作用部位的时间快，因而起效快、作用显著。注射剂中的水溶性制剂比油溶液和混悬剂吸收快、起效时间短。口服制剂中的溶液剂比片剂和胶囊容易吸收。控释制剂是一种可以控制药物缓慢而恒速或非恒速释放的制剂，其作用更为持久和温和。

药物的制备工艺和原辅料的不同，也可能显著影响药物的吸收和生物利用度，如不同药厂生产的相同剂量的地高辛（digoxin）片，口服后的血浆药物浓度可相差 7 倍。同理，20mg 的微晶型螺内酯（spironolactone）胶囊可相当于 100mg

普通晶型螺内酯的疗效。

药物采用不同给药途径可能会产生不同的作用和用途，如硫酸镁（magnesium sulfate）口服可以导泻和利胆，注射则有止痉、镇静作用并使血压降低。

二、药物相互作用

两种或两种以上药物同时或先后序贯应用时，药物之间的相互影响和干扰可改变药物的体内过程及机体对药物的反应性，从而使药物的药理效应或毒性发生变化。

药物相互作用（drug interaction）主要表现在两个方面。一是不影响药物在体液中的浓度但改变药理作用，表现为药物效应动力学的相互作用。其结果有两种，使原有的效应增强的协同作用（synergism）和使原有效应减弱的拮抗作用（antagonism）。如氟烷（halothane）使 β 肾上腺受体敏感性增强，故手术时用氟烷静脉麻醉容易引起心律失常。单胺氧化酶抑制药则通过抑制去甲肾上腺素失活，提高肾上腺素能神经末梢去甲肾上腺素的贮存量，从而增强通过促进去甲肾上腺素释放而发挥作用的药物的效应，如麻黄碱或酪胺（tyramine）。二是通过影响药物的吸收、分布、代谢和排泄，改变药物在作用部位的浓度而影响药物作用，表现为药物代谢动力学的相互作用。如抑制胃排空的药物阿托品或阿片类麻醉药可延缓合并应用时药物的吸收。血浆蛋白结合率高的药物可被同时应用的另一血浆蛋白结合率高的药物置换，导致被置换药物的分布加快、作用部位药物浓度增高，临床效应或毒性反应增强。经肾小管分泌的药物如丙磺舒（probenecid），可竞争性抑制青霉素分泌而延长其效应，也抑制其他药物如抗病毒药齐多夫定等的分泌。

对于药效曲线斜率大或治疗指数低的药物如抗凝药、抗心律失常药、抗癫痫药、碳酸锂、抗肿瘤药和免疫抑制药，使用时更应注意药物的相互作用，否则极易诱发或加重不良反应。

第二节　机体因素

一、年　龄

年龄对药物作用的影响主要表现在：①新生儿和老年人体内药物代谢和肾脏排泄功能较低，大部分药物可能会有较强和更持久的作用。②药物效应靶点的敏感性发生改变。③老年人的特殊生理因素（如心血管反射减弱）和病理因素（如体温过低）。④机体组成发生变化。老年人脂肪在机体中所占比例增大，导致药物分布容积发生相应的改变。⑤老年人常需服用更多的药物，发生药物相互作用的概率相应增加。

新生儿体内的药物结合代谢能力相对缺乏会导致严重的后果，例如胆红素与白蛋白结合的位点被药物置换后引起核黄疸，氯霉素引起"灰婴"综合征是由于肝脏的结合代谢能力低下导致氯霉素在组织中蓄积而产生的毒性反应。

经体表面积标准化以后，新生儿肾小球滤过率和肾小管最大分泌率均仅为成人的20%，故主要经肾清除的药物在新生儿中的 $t_{1/2}$ 比成人长。足月产新生儿的肾功能在一周内达到成年人水平。早产儿的肾功能较差，因而，庆大霉素在早产新生儿体内–长达18小时或更久，足月产新生儿约为6小时，成人仅为1～4小时。肾功能从大约20岁开始缓慢减弱，到50岁和75岁时分别降低约25%和50%，故肾小球滤过能力的衰退可引起药物经肾脏清除速率相应降低。

肝微粒体酶活性随着年龄的增长而缓慢降低，同时由于脂肪在机体内的构成比例随着年龄增长而增加，脂溶性药物的分布容积会增加，导致一些药物的半衰期随着年龄的增长而延长，如抗焦虑药地西泮。

老年人药物作用靶点的敏感性升高或降低导致药物反应性发生相应改变，如苯二氮䓬类药物在老年人中更易引起精神错乱，降压药物在老年人中因心血管反射减弱常引起体位性低血压。

二、性 别

女性体重一般轻于男性，在使用治疗指数低的药物时，为维持相同效应，女性可能需要较小剂量。女性脂肪比例比男性高而水比例比男性低，可影响药物的分布和作用。妊娠妇女除了维持妊娠的药物外，其他药物的应用均应慎重，因为进入母体内的药物也可能进入胎儿体内，凡能对母体产生轻微不良反应的药物都可能影响胚胎或胎儿的发育，因为新生儿对药物的代谢和排泄的功能不全，在分娩过程中对母体使用的药物也可对新生儿产生持久的作用。

三、遗传因素

遗传是药物代谢和效应的决定因素。遗传在药物代谢中的决定性作用是因发现同卵双生子和异卵双生子对药物代谢的显著差异而被证实的，异卵双生子中安替比林（antipyrine）和香豆素半衰期的变异程度比同卵双生子高6～22倍。基因是决定药物代谢酶、药物转运蛋白和受体活性和功能表达的结构基础，基因的突变可引起所编码的药物代谢酶、转运蛋白和受体蛋白氨基酸序列和功能异常，成为产生药物效应个体差异和种族差异的主要原因。

（一）遗传多态性（genetic polymorphism）

遗传多态性是一种孟德尔单基因性状，由同一正常人群中的同一基因位点上具有多种等位基因引起，并由此导致多种表型。表型是在环境影响下基因型所产生的机体的物理表现和可见性状。药物代谢酶的表型表现为催化代谢的活性大小，可通过测定其底物的代谢率确定。基因型是生物机体形成表型性状的遗传结构。表型是个体间药物代谢和反应差异的表现，而基因型则是反应差异的根本原因。具有遗传多态性的常见药物代谢酶见表 3-1。

表 3-1 常见的药物代谢酶多态性

| 酶 | 探针药 | 慢代谢者发生频率（%） | | | 已知药物底物 |
		白种人	中国人	参与代谢物质	代表药
NAT2	异烟肼	60	20	>20	异烟肼、普鲁卡因胺、磺胺类、肼屈嗪
CYP2C9	华法林			>100	甲苯磺丁脲、地西泮、布洛芬、华法林
CYP2C19	美芬妥因	4	23	>60	美芬妥因、奥美拉唑、氯胍、西酞普兰
CYP2D6	异喹胍	6	1	>50	可待因、去甲替林、右美沙芬

N-乙酰基转移酶（N-acetyltransferase，NAT）是参与Ⅱ相乙酰化反应的代谢酶。人体内 NAT 具有 NAT1 和 NAT2 两种亚型。NAT2 在体内参与了 20 多种肼类化合物和具有致癌性的芳香胺或杂环胺类化合物的生物激活或灭活，与一些药物的疗效和毒副作用密切相关，同时也与某些癌症的遗传易感性相关。NAT 活性在人群中呈多态分布，人群被分为慢型乙酰化代谢者、快型乙酰化代谢者和中间型乙酰化代谢者。亚洲人中慢型乙酰化代谢者的发生率为 10%～30%，而白种人达40%～70%。NAT 基因定位于人染色体 8P21.1-23.1。NAT2 * 4 为 NAT2 的野生型等位基因，其纯合子或杂合子构成了快型乙酰化代谢者，各种突变等位基因的

组合则构成慢型乙酰化代谢者。异烟肼、肼屈嗪、柳氮磺胺吡啶、氨苯砜和普鲁卡因胺等多种药物在体内经乙酰化代谢，NAT 遗传多态性可通过影响这些药物的血药浓度而影响其疗效和不良反应。

CYP2D6 早期称异喹胍氧化代谢酶，是 CYP 超家族中的一种常见药物氧化代谢酶，它至少介导 50 多种药物的氧化代谢，包括常用的抗心律失常药、抗糖尿病药和抗精神病药。CYP2D6 基因的核苷酸变异有的产生多拷贝 CYP2D6，导致酶活性增高，成为"超快代谢者（ultra-rapid metabolizer，UM）"；有的导致 CYP2D6 酶活性降低或缺失，成为"慢代谢者（poor metabolizer，PM）"；而不含核苷酸变异的则酶活性正常，为"强代谢者（extensive metabolizer，EM）"。酶活性的改变影响底物的体内代谢和药物效应。不同种族中 PM 的发生率不同，白人中的 PM 发生率在 5%～10%，而其他种族多在 1%～2%。但是，导致 CYP2D6 酶活性降低的 CYP2D6 * 10 突变等位基因频率在中国人群中高达 50%（白种人中的频率<1%），这种突变的广泛分布可降低中国人群 CYP2D6 酶的平均活性。

CYP2C19 也称 S-美芬妥因氧化酶，是一重要的具有遗传多态性的药物代谢酶。美芬妥因（mephenytoin，MP）为抗癫痫药，是 S- 和 R- 两种对映体组成的混旋体。S-MP 经 CYP2C19 氧化生成 4'-羟美芬妥因（4'-OH-MP）。CYP2C19 酶活性在人群中呈二态分布（图 13-1），存在 EM 和 PM 两种表型。

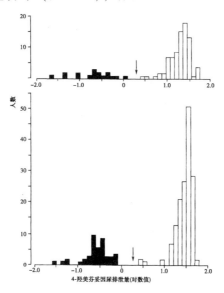

图 3-1　S-美芬妥因氧化酶（CYP2C19）在中国人（上）和日本人（下）中的表型分布

图中实心框表示弱代谢者（PM），空心框表示强代谢者（EM）

白种人中 PM 的发生率为 3%～5%，黑人介于白种人与东方人之间，而东方人中 PM 的发生率高达 13%～23%。CYP2C19 遗传多态性是由多个 SNP 所引起，以 *CYP2C19* * 2 和 *CYP2C19* * 3 两种突变等位基因发生频率最高，编码几乎 100% 的东方人和 85% 白人人群中的 PM。许多抗抑郁药、抗癫痫药、抗焦虑药和抗消化性溃疡药经 CYP2C19 代谢，它们在体内的代谢与 CYP2C19 基因型有关，如地西泮、奥美拉唑等在野生型纯合子中的代谢清除率比野生型杂合子高，而后者又比突变等位基因纯合子高。这种影响可能导致临床治疗效应的差异。如奥美拉唑在 CYP2C19 突变等位基因纯合子患者中的溃疡愈合率和幽门螺旋杆菌根除率最高，野生型等位基因纯合子最低，而野生型杂合子则居中。

编码药物受体的很多基因也存在遗传多态性，由此导致药物治疗效应发生改变。如 β 肾上腺受体的多态性改变 β 受体对激动药的敏感性而影响这类药在哮喘中的治疗作用。血管紧张素 II 的 1 型（AT_1）受体基因多态性引起血管对缩血管药去氧肾上腺素的反应性改变，也影响血管紧张素转换酶抑制药如培哚普利和钙通道阻滞药如尼群地平的作用。

（二）种族差异（racial differences in drug response）

种族因素包含遗传和环境两个方面。不同种族具有不同的遗传背景（如不同的基因型及相同基因型的不同分布频率）。此外，长期生活在不同的地理环境中，具有不同的文化背景、食物来源和饮食习惯，都会对药物代谢酶的活性和作用靶点的敏感性产生影响，导致一些药物的代谢和反应存在种族差异（racial/ethnic difference）。不少药物的代谢和反应具有种族差异，如在乙醇代谢方面，服用等量的乙醇后中国人体内生成的乙醛血浆浓度比白人更高，更容易出现面红和心悸。服用普萘洛尔后的心血管反应中国人比白人敏感，而黑人的敏感性最差。药物代谢和反应种族差异的临床意义取决于药物治疗窗（therapeutic window）。

药物反应种族差异已经成为临床用药、药品管理、新药临床试验和新药开发中需要重视的一个重要因素。美国 FDA 在 1995 年批准了首个根据种族差异开发的新药，即专门用于治疗黑人心力衰竭的 BiDil。

（三）个体差异

人群中即使各方面条件都相同，还有少数人对药物的反应性不同，称为个体差异。与种族之间的药物代谢反应差异比较，同一种族内的个体差异更为显著和重要，如在口服同一剂量的普萘洛尔后，在白人和中国人中产生的血浆浓度平均值差异不到一倍，但无论是在白人中还是中国人中服用同一普萘洛尔剂量后的个体间差异可达 10 倍。

（四）特异质反应

是一种性质异常的药物反应，通常是有害的，甚至是致命的，反应是否发生常与剂量无关，即使很小剂量也会发生。这种反应只在极少数患者中出现，如氯霉素导致的再生障碍性贫血发生率约为 1/50 000。

特异质反应通常与遗传变异有关，例如伯氨喹、氨苯砜、阿霉素和一些磺胺类药物，甚至新鲜蚕豆在极少数患者中引起的溶血并导致严重贫血，是因为这些个体的葡萄糖-6-磷酸脱氢酶（G6PD）缺乏。G6PD 缺乏是一种性连锁隐性遗传病。该酶可维持红细胞内谷胱甘肽（GSH）的含量，而 GSH 是防止溶血所必需的。伯氨喹等能减少正常红细胞中的 GSH，但是只有在 G6PD 缺乏的红细胞中才能导致溶血。又如恶性高热（malignant hyperthermia）是对包括琥珀胆碱（succinylcholine）和各种吸入性麻醉药、镇静药等在内的一些药物的代谢反应，其成因是横纹肌内（包括心肌）肌浆网上的钙离子释放通道，即肉桂碱受体（ryanodine receptor）发生了遗传变异所致。

四、疾病状态

疾病本身能导致药物代谢动力学和药物效应动力学的改变。肝肾功能损伤易引起药物体内蓄积，产生过强或过久的药物作用，甚至发生毒性反应。回肠或胰腺疾病，或由于心衰或肾病综合征导致回肠黏膜水肿时，因吸收障碍而使药物吸收不完全。肾病综合征时因有蛋白尿、水肿和血浆白蛋白降低，不仅会因肠道黏膜水肿而影响药物吸收，也会因为药物与血浆白蛋白结合率降低而影响药物的分布。甲状腺功能低下时对哌替啶的敏感性增高。体温过低（特别是老年人更易发生）可显著降低许多药物的消除。

五、心理因素-安慰剂效应

安慰剂（placebo）一般指由本身没有特殊药理活性的中性物质如乳糖、淀粉等制成的外形似药的制剂。但从广义上讲，安慰剂还包括那些本身没有特殊作用的医疗措施如假手术等。安慰剂产生的效应称为安慰剂效应（placebo effect）。

药物治疗的效应并非完全由药物本身单一因素引起，一个患者服药后的效应实际是由多种因素引起的，包括药理学效应、非特异性药物效应、非特异性医疗效应和疾病的自然恢复4个因素（图3-2）。非特异性药物作用和非特异性医疗效应是安慰剂的绝对效应。因此安慰剂效应是导致药物治疗发生效果的重要影响因素之一。

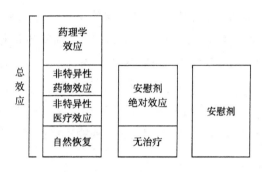

图3-2　影响药物效应的因素

安慰剂效应主要由患者的心理因素引起，它来自患者对药物和医师的信赖。患者在经医师给予药物后，会发生一系列的精神和生理上的变化，这些变化不仅包括患者的主观感觉，而且包括许多客观指标，当医师对疾病的解释及预后的推测给患者带来乐观的消息时，患者的紧张情绪可大大缓解，因此，安慰剂作用会比较明显。由于安慰剂效应的广泛存在，在评价药物的临床疗效时，应考虑这一因素的影响。

六、长期用药引起的机体反应性变化

长期反复用药可引起生物机体（包括病原体）对药物反应发生变化，主要表现为耐受性、耐药性和依赖性。还可因长期用药突然停药后发生停药综合征。

（一）耐受性（tolerance）和耐药性（drug resistance）

耐受性为机体在连续多次用药后对药物的反应性降低。增加剂量可恢复反应，停药后耐受性可消失。易引起耐受性的药物有巴比妥类、亚硝酸类、麻黄碱、肼屈嗪等。有的药物仅在应用很少几个剂量后就可迅速产生耐受性，这种现象称急性耐受性（acute tolerance/tachyphylaxis）。交叉耐受性（cross tolerance）是对一种药物产生耐受性后，在应用同一类药物（即使是第一次使用）时也会产生耐受性。耐药性是指病原体或肿瘤细胞对反复应用的化学治疗药物的敏感性降低，也称抗药性。是因为长期反复应用抗菌药，特别是剂量不足时，病原体产生了抗菌药物失活酶、改变了膜通透性而阻止抗菌药物的进入、改变了靶结构和代谢过程等。滥用抗菌药物是病原体产生耐药性的重要原因。

（二）依赖性（dependence）和停药症状（withdrawal symptoms）或停药综合征（withdrawal

syndrome）

依赖性指长期应用某神药物后，机体对这种药物产生生理性或精神性的依赖和需求。生理依赖性（physiological dependence）也称躯体依赖性（physical dependence），即停药后患者产生身体戒断症状（abstinent syndrome）。精神依赖性（psychological dependence），即停药后患者只表现主观不适，无客观症状和体征。对吗啡药物产生依赖性者在停药后可发生精神和躯体一系列特有的症状。因此，药物滥用尤其是兴奋药或麻醉药的滥用是引起药物依赖性并具有社会影响的重要问题。

患者在长期反复用药后突然停药可发生停药症状，如高血压患者长期应用 β 肾上腺受体阻断药后，如果突然停药，血压及心率可反跳性升高，患者症状加重。因此，长期用药的患者停药时必须逐渐减量至停药，可避免停药综合征的发生。

第四章　抗心律失常药

心律失常（arrhythmia）主要是心动节律和频率异常。心律正常时心脏协调而有规律地收缩、舒张，顺利地完成泵血功能。心律失常时心脏泵血功能发生障碍，影响全身器官的供血。某些类型的心律失常如心室颤动，可危及生命，必须及时纠正。心律失常的治疗方式有药物治疗和非药物治疗（起搏器、电复律、导管消融和手术等）两种。药物治疗在抗心律失常方面发挥了重要作用，但抗心律失常药又存在致心律失常（proarrhythmia）的毒副作用。要做到正确合理应用抗心律失常药，必须掌握心脏电生理特征、心律失常发生机制和药物作用机制。

第一节　心律失常的电生理学基础

一、正常心脏电生理特性

正常的心脏冲动起自窦房结，顺序经过心房、房室结、房室束及普肯耶纤维，最后到达心室肌，引起心脏的节律性收缩。心脏活动依赖于心肌正常电活动，而心肌细胞动作电位（action potential，AP）的整体协调平衡是心脏电活动正常的基础。单个心肌细胞动作电位特性又取决于各种跨膜电流的平衡状态。不同部位的心肌细胞其动作电位不完全一样（图4-1）。

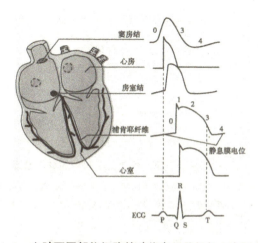

图4-1　心脏不同部位细胞的动作电位特征与心电图关系

按动作电位特征可将心肌细胞分为快反应细胞和慢反应细胞两大类。参与两类细胞动作电位的跨膜电流不同，导致其动作电位特征亦不同。

快反应细胞：快反应细胞包括心房肌细胞、心室肌细胞和希-浦细胞。其动作电位 0 相除极由钠电流介导，除极速度快、振幅大。多种内向和外向电流参与快反应细胞的动作电位整个时程。普肯耶细胞动作电位时程中的参与电流见图4-2。

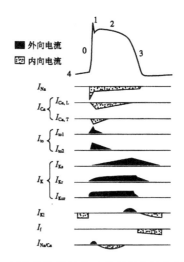

图4-2　浦肯耶细胞动作电位时程中的主要参与电流

慢反应细胞：慢反应细胞包括窦房结和房室结细胞。其动作电位 0 相除极由 L 型钙电流介导，除极速度慢、振幅小。慢反应细胞无内向整流钾电流（I_{K1}）控制膜电位，其静息电位不稳定，容易去极化，故自律性高。窦房结细胞动作电位时程中的参与电流见图4-3。

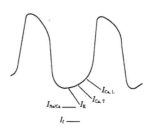

图4-3　窦房结细胞动作电位时程中的参与电流

前一动作电位复极过程中，内向 Na^+/Ca^{2+} 交换电流逐渐减小，延迟整流钾电流至舒张期也逐渐减小，电位变化引起起搏电流激活。当膜除极至-50mV 时，T 型钙电流激活，至舒张末期时 L 型钙电流亦激活，进而引起新的动作电位。

多种内向和外向电流参与心肌细胞的动作电位时程，任一通道电流发生变化均可引起动作电位特征改变,进而影响心脏的电生理特性——自律性、传导性和兴奋性。现有抗心律失常药物影响的离子电流主要有 I_{Na}、$I_{Ca(L)}$、I_f、I_{Kr}、I_{Ks}、I_{Kur}。药物通过影响各种通道电流,改变心脏的自律性、传导性和兴奋性,而发挥抗心律失常作用。

心脏的自律细胞主要有窦房结细胞、房室结细胞和希-浦细胞,可自动发生节律性兴奋。自律性的产生源于自律细胞动作电位 4 相自动去极化,希-浦细胞 4 相自动去极化主要由 I_f 决定(图 4-2),窦房结及房室结细胞 4 相自动去极化则由 I_K 逐渐减小而 I_f、$I_{Ca(T)}$,$I_{Ca(L)}$ 逐渐增强所致(图 4-3)。动作电位 4 相去极速率、动作电位阈值、静息膜电位水平和动作电位时程的变化均可影响心肌自律性。兴奋可沿心肌细胞膜扩布并向周围心肌细胞传导。传导速度由动作电位 0 相去极化速率和幅度决定,因此 I_{Na}、$I_{Ca(L)}$ 分别对快反应细胞和慢反应细胞的传导性起决定作用,抑制 I_{Na} 可降低快反应细胞的传导速度,抑制 $I_{Ca(L)}$ 可降低慢反应细胞的传导速度。

二、心律失常的发生机制

冲动形成异常和(或)冲动传导异常均可导致心律失常发生。心肌组织内形成折返、心肌细胞自律性增高和出现后除极是心律失常发生的主要机制。此外遗传性长 Q-T 间期综合征也是临床常见的心律失常类型。

1. 折返(reentry)

是指一次冲动下传后,又沿另一环形通路折回,再次兴奋已兴奋过的心肌,是引发快速型心律失常的重要机制之一,其形成过程见图 4-4。

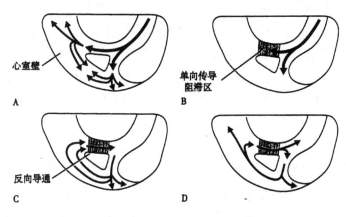

图 4-4　折返形成机制

A. 正常传导过程;B. 传导减慢并发生单向传导阻滞;C. 传导阻滞区反向导通;D. 折返形成

心肌传导功能障碍是诱发折返的重要原因。折返环路中通常存在单向传导阻滞区，冲动不能正常通过该区域从近端下传，却可使周围正常心肌顺序去极化，当冲动到达单向传导阻滞区远端时可缓慢逆向通过该区并到达其近端，此时相邻心肌已恢复其反应性并可在该冲动作用下再次兴奋，从而形成折返。发生于房室结或房室之间的折返表现为阵发性室上性心动过速；发生于心房内，则可表现为心房扑动或心房颤动；若心室中存在多个折返环路，则可诱发心室扑动或颤动。若心脏存在房室连接旁路，在心房、房室结和心室间形成折返，则可引起预激综合征。

2. 自律性升高

交感神经活性增高、低血钾、心肌细胞受到机械牵张均可使动作电位 4 相斜率增加，导致自律细胞自律性升高。而缺血缺氧则可使非自律心肌细胞如心室肌细胞出现异常自律性，这种异常兴奋向周围组织扩布可引起心律失常。

3. 后除极

某些情况下，心肌细胞在一个动作电位后产生一个提前的去极化，称为后除极（afterdepolarization），后除极的扩布可诱发心律失常。后除极有两种类型：

（1）早后除极（early afterdepolarization，EAD）：是一种发生在完全复极之前的后除极，常发生于复极 2 期或 3 期，动作电位时程过度延长时易于发生。延长动作电位时程的因素如药物、胞外低钾等都可能诱发早后除极。早后除极所致心律失常以尖端扭转型室性心动过速（torsadesde pointes）常见。

（2）迟后除极（delayed afterdepolarization，DAD）：是细胞内钙超载时发生在动作电位完全或接近完全复极时的一种短暂的振荡性除极。细胞内钙超载时，激活钠–钙交换电流（$Na^+–Ca^{2+}$ exchanger），泵出 1 个 Ca^{2+}，泵入 3 个 Na^+，表现为内向电流，引起膜去极化，当达到钠通道激活电位时，引起新的动作电位。强心苷中毒、心肌缺血、细胞外高钙等均可诱发迟后除极。

长 Q-T 间期综合征（long Q-T syndrome，LQTS）：LQTS 是以突发晕厥、惊厥甚至猝死为特征的心脏病，出现尖端扭转型室速（torsade de pointes），易致猝死，体表心电图上表现为 QT 间期延长。LQTS 分为遗传性 LQTS（congenital LQTS）和获得性 LQTS（acquired LQTS）两类。遗传性 LQTS 是由基因缺陷引起的心肌复极异常疾病，迄今为止，已明确有 13 个基因的突变可致心肌细胞离子通道功能异常而引起 LQTS：KCNQ1（影响 I_{Ks}）、KCNH2（影响 I_{Kr}）、SCN5A（影响 I_{Na}）、ANK2（影响钠、钾、钙电流）、KCNE1（影响 I_{Ks}）、KCNE2（影响 I_{Kr}）、KCNJ2（影响 I_{K1}）、CACNA1C（影响 $I_{Ca,L}$）、CAV3（影响 I_{Na}）、SCN4β（影响 I_{Na}）、AKAP9（影响 I_{Ks}）、SNTAI（影响 I_{Na}）和 KCNJ5（影响 $I_{K,Ach}$）。获

得性 LQTS 主要由某些药物的副作用或体内电解质失衡引起。临床上便用延长 QT 间期的药物可能致获得性 LQTS，其原因与药物直接或间接过度抑制 hERG 通道相关。

心律失常发生的离子靶点假说：心肌细胞膜上存在多种离子通道，产生如 I_{Na}、I_{Ca}、I_{Kr}/hERG、I_{Ks}、I_{Kur}、I_{KM3} 等电流，这些通道蛋白表达和功能的彼此平衡是心脏正常功能的基础。当某种通道的功能或蛋白表达异常时，通道间平衡被打破，将出现心律失常。如对 I_{Na} 抑制过强，易出现传导阻滞；I_{Kur} 主要存在于心房，与房颤等房性心律失常发生密切相关。I_{Na}、I_{Ca}、I_{Kr}/hERG、I_{Ks}、I_{Kur}、I_{K1} 等与心律失常发生、发展及消除关系密切，是抗心律失常药物作用的有效靶点。一个理想的抗心律失常药物应对上述靶点有调控作用，能使失衡的通道恢复平衡，并使过度延长或缩短的动作电位趋近正常。

第二节　抗心律失常药的基本作用机制和分类

一、抗心律失常药的基本作用机制

目前治疗心律失常的主要策略是降低心肌组织的异常自律性、减少后除极、调节传导性或有效不应期以消除折返。达到上述目的的主要方式包括：①阻滞钠通道；②拮抗心脏的交感效应；③阻滞钾通道；④阻滞钙通道。抗心律失常药影响心脏的多种离子通道，故具有潜在致心律失常作用。当酸中毒、高血钾、心肌缺血或心动过速时，即使治疗浓度的抗心律失常药，也可诱发心律失常。

抗心律失常药物的基本作用机制如下：

（一）降低自律性

抗心律失常药物可通过降低动作电位 4 相斜率、提高动作电位的发生阈值、增加静息膜电位绝对值、延长动作电位时程等方式降低异常自律性（图4-5）。

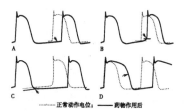

------ 正常动作电位；——— 药物作用后

图 4-5　降低自律性的四种方式

A. 降低 4 相斜率；B. 提高阈电位；C. 增大最大舒张电位；D. 延长动作电位时程

自律细胞 4 相去极斜率主要由 I_f 决定，细胞内 cAMP 水平升高可引起 I_f 增大使自动去极速度加快。β 肾上腺素受体拮抗药可降低细胞内 cAMP 水平而减小 I_f，从而降低动作电位 4 相斜率。钠通道阻滞药阻滞钠通道，可提高快反应细胞动作电位的发生阈值；钙通道阻滞药阻滞钙通道，可提高慢反应细胞动作电位的发生阈值。腺苷和乙酰胆碱分别通过 G 蛋白偶联的腺苷受体和乙酰胆碱受体，激活乙酰胆碱敏感性钾通道，促进钾离子外流，可增加静息膜电位绝对值。钾通道阻滞药阻滞钾电流，可延长动作电位时程。

（二）减少后除极

细胞内钙超载可致迟后除极，钙通道阻滞药通过抑制细胞内钙超载而减少迟后除极发生，钠通道阻滞药可抑制迟后除极的 0 相去极化；动作电位时程过度延长可引起早后除极，缩短动作电位时程的药物能减少早后除极发生。

（三）延长有效不应期

药物改变传导性或延长有效不应期可消除折返。钙通道阻滞药和 β 肾上腺素受体拮抗药可减慢房室结传导，从而消除房室结折返所致的室上性心动过速；钠通道阻滞药和钾通道阻滞药可延长快反应细胞的有效不应期，钙通道阻滞药如维拉帕米和钾通道阻滞药可延长慢反应细胞的有效不应期。

二、抗心律失常药的分类

根据药物的主要作用通道和电生理特点，Vaughan Williams 分类法将众多抗快速型心律失常药物归纳成四大类：Ⅰ类钠通道阻滞药；Ⅱ类 β 肾上腺素受体拮抗药；Ⅲ类延长动作电位时程药（钾通道阻滞药）；Ⅳ类钙通道阻滞药。

抗快速型心律失常药的分类和作用特点如下：

（一）Ⅰ类（钠通道阻滞药）

根据对钠通道阻滞强度和阻滞后通道的复活时间常数（$\tau_{recovery}$）将其分为三个亚类，Ⅰ$_a$、Ⅰ$_b$、Ⅰ$_c$。

1. Ⅰ$_a$ 类

$\tau_{recovery}$ 1～10 秒，适度阻滞钠通道，降低动作电位 0 期除极速率，不同程度抑制心肌细胞钾及钙通道，延长复极过程，尤其显著延长有效不应期。代表性药物是奎尼丁、普鲁卡因胺等。奎尼丁作用靶点多样，属于广谱抗心律失常药物。

2. I_b 类

$\tau_{recovery}<1$ 秒，轻度阻滞钠通道，轻度降低动作电位 0 期除极速率，降低自律性，缩短或不影响动作电位时程。代表药是利多卡因、苯妥英等。

2. I_c 类

$\tau_{recovery}>10$ 秒，明显阻滞钠通道，显著降低动作电位 0 期除极速率及幅度，明显减慢传导。代表药是普罗帕酮、氟卡尼等。

（二）Ⅱ类（β 肾上腺素受体拮抗药）

药物通过拮抗心肌细胞 β 受体，抑制交感神经兴奋所致的起搏电流、钠电流和 L 型钙电流增加，减慢 4 期舒张期自动除极速率，降低自律性；还减慢动作电位 0 期除极速率，减慢传导速度。代表药是普萘洛尔。

（三）Ⅲ类（延长动作电位时程药）

阻滞多种钾通道，延长动作电位时程和有效不应期。代表药是胺碘酮，属典型的多靶点单组分药物，除阻滞钾通道外，还阻滞起搏细胞的钠、钙通道等。

（四）Ⅳ类（钙通道阻滞药）

主要抑制 L 型钙电流，降低窦房结自律性，减慢房室结传导性，抑制细胞内钙超载。本类药物有维拉帕米和地尔硫䓬。

第三节　常用抗心律失常药

一、Ⅰ类（钠通道阻滞药）

（一）I_a 类

奎尼丁

【药理作用】　奎尼丁（quinidine）是金鸡纳树的提取物，低浓度（1μmol/L）时即可阻滞 I_{Na}、I_{kr}，较高浓度尚可阻滞 I_{ks}、I_{K1}、I_{to} 及 $I_{Ca(L)}$ 作用。此外，本药还具有明显的抗胆碱作用和拮抗外周血管 α 受体作用。奎尼丁阻滞激活状态的钠通道，并使通道复活减慢，因此显著抑制异位起搏和除极化组织的兴奋性和传导性，并延长除极化组织的不应期。奎尼丁阻滞多种钾通道，延长心房、心室和普肯耶细胞的动作电位时程，该作用使奎尼丁在心率减慢和细胞外低钾时易诱发早后除极。奎尼丁还减少 Ca^{2+} 内流，具有负性肌力作用。

【体内过程】 口服后几乎全部被胃肠道吸收，1～2 小时血药浓度达高峰，生物利用度为 70%～80%。血浆蛋白结合率约 80%，组织中药物浓度较血药浓度高 10～20 倍，心肌浓度尤高。$t_{1/2}$ 为 5～7 小时。主要经过 CYP_{450} 氧化代谢，其羟化代谢物仍有药理活性，20% 以原形随尿液排出。

【临床应用】 奎尼丁为广谱抗心律失常药，适用于心房纤颤、心房扑动、室上性和室性心动过速的转复和预防，还用于频发室上性和室性期前收缩的治疗。心房纤颤和心房扑动目前虽多采用电转律法，但奎尼丁仍可用于转律后防止复发。

【不良反应及药物相互作用】 30%～50% 患者使用奎尼丁后会发生腹泻，最常见；腹泻引起低血钾可加重奎尼丁所致尖端扭转型心动过速。血浆奎尼丁水平过高可引起"金鸡纳反应（cinchonic reaction）"，表现为头痛、头晕、耳鸣、腹泻、恶心、视力模糊等症状。奎尼丁心脏毒性较严重，中毒浓度可致房室及室内传导阻滞，2%～8% 的患者用药后可出现 Q-T 间期延长和尖端扭转型心动过速。奎尼丁拮抗 α 受体，可使血管扩张、心肌收缩力减弱、血压下降。奎尼丁拮抗胆碱作用，可增加窦性频率、加快房室传导，治疗心房扑动时能加快心室率，因此应先给予钙通道阻滞药、β 肾上腺素受体拮抗药或地高辛以减慢房室传导、降低心室率。奎尼丁可使地高辛的肾清除率降低而增加其血药浓度；奎尼丁与双香豆素、华法林竞争与血浆蛋白的结合，合用时使后者抗凝血作用增强；肝药酶诱导剂苯巴比妥能加速奎尼丁在肝中的代谢。

普鲁卡因胺

【药理作用】 普鲁卡因胺（procainamide）的心脏电生理作用与奎尼丁相似，但无明显拮抗胆碱及 α 肾上腺素受体作用。普鲁卡因胺阻滞开放状态的钠通道，降低心肌自律性，减慢传导，延长大部分心脏组织的动作电位时程和有效不应期。

【体内过程】 口服吸收迅速而完全，1 小时血药浓度达高峰。肌内注射 0.5～1 小时或静脉注射 4 分钟血药浓度即达峰值。生物利用度约 80%，$t_{1/2}$ 为 3～4 小时。该药在肝脏代谢为仍具活性的 N-乙酰普鲁卡因胺。N-乙酰普鲁卡因胺也具有抗心律失常作用，其延长动作电位时程的作用与普鲁卡因胺相当；与母药不同，该药基本不阻滞钠通道。

【临床应用】　对房性、室性心律失常均有效。静脉注射或静脉滴注用于室上性和室性心律失常急性发作的治疗，但对于急性心肌梗死所致的持续性室性心律失常，普鲁卡因胺不作为首选。

【不良反应】　口服可引起胃肠道反应，静脉给药（血药浓度>10μg/ml）可引起低血压和传导减慢。N-乙酰普鲁卡因胺的血浆药物浓度大于 30μg/ml 时可发生尖端扭转型心动过速。过敏反应较常见，如皮疹、药热、白细胞减少、肌痛等。还可出现幻觉、精神失常等。长期应用，少数患者出现红斑狼疮综合征。

（二）I_b 类

利多卡因

【药理作用】　利多卡因（lidocaine）阻滞钠通道的激活状态和失活状态，通道恢复至静息态时阻滞作用迅速解除，因此利多卡因对除极化组织（如缺血区）作用强，对缺血或强心苷中毒所致的除极化型心律失常有较强抑制作用。心房肌细胞动作电位时程短，钠通道失活态时间短，

利多卡因作用弱，因此对房性心律失常疗效差。利多卡因抑制参与动作电位复极 2 期的少量钠内流，缩短或不影响普肯耶纤维和心室肌的动作电位时程。减小动作电位 4 期去极斜率，提高兴奋阈值，降低自律性。对正常心肌组织的电生理特性影响小。

【体内过程】　首关消除明显，生物利用度低，只能肠道外用药。与血浆蛋白结合率约 70%，体内分布广泛。主要肝内代谢，$t_{1/2}$ 为 2 小时。

【临床应用】　主要治疗室性心律失常，如心脏手术、心导管术、急性心肌梗死或强心苷中毒所致的室性心动过速或心室纤颤。

【不良反应及注意事项】　肝功能不良患者静脉注射过快，可出现头晕、嗜睡或激动不安、感觉异常等。剂量过大可引起心率减慢、房室传导阻滞和低血压、Ⅱ和Ⅲ度房室传导阻滞患者禁用。眼球震颤是利多卡因中毒的早期信号。心衰、肝功能不全者长期滴注后可致药物蓄积，儿童或老年人应减量。

苯妥英钠

苯妥英钠（phenytoin sodium）与利多卡因相似，抑制钠通道失活态，减小部分除极的普肯耶纤维 4 期自动除极速率，降低其自律性。与强心苷竞争 Na^+-K^+-ATP 酶，抑制强心苷中毒所致的迟后除极。本药主要用于治疗室性心律失常，特别对强心苷中毒所致室性心律失常有效，亦可用于心肌梗死、心脏手术、心导管术等所致室性心律失常。苯妥英钠快速静注易引起低血压，高浓度可致心

动过缓。常见中枢不良反应有头昏、眩晕、震颤、共济失调等，严重者出现呼吸抑制，低血压时慎用，窦性心动过缓及Ⅱ、Ⅲ度房室传导阻滞者禁用。苯妥英钠能加速奎尼丁、美西律、地高辛、茶碱、雌激素和维生素D的肝脏代谢。有致畸作用，孕妇禁用。

美西律

美西律（mexiletine）电生理作用与利多卡因相似。口服吸收迅速、完全，口服后3小时血药浓度达峰值，作用维持8小时，生物利用度为90%，$t_{1/2}$约12小时。用于治疗室性心律失常，特别对心肌梗死后急性室性心律失常有效。不良反应与剂量相关：早期可见胃肠道不适，长期口服可致神经症状，如震颤、共济失调、复视、精神失常等。房室传导阻滞、窦房结功能不全、心室内传导阻滞、有癫痫史、低血压和肝病者慎用。

（三）Ⅰ_c类

普罗帕酮

普罗帕酮（propafenone）化学结构与普萘洛尔相似，具有弱的β肾上腺素受体拮抗作用。普罗帕酮明显阻滞钠通道开放态和失活态。普罗帕酮减慢心房、心室和普肯耶纤维的传导；抑制钾通道，延长心肌细胞动作电位时程和有效不应期，但对复极过程的影响弱于奎尼丁。长期口服用于维持室上性心动过速（包括心房颤动）的窦性心率，也用于治疗室性心律失常。

口服吸收良好，经肝脏和肾脏消除，肝脏首关消除后的代谢产物5-羟基普罗帕酮的钠通道阻滞作用与普罗帕酮相近，但β受体拮抗作用减弱。心血管系统不良反应常见为折返性室性心动过速、充血性心衰加重。其β肾上腺素受体拮抗作用可致窦性心动过缓和支气管痉挛。肝肾功能不全时应减量。心电图QRS延长超过20%以上或Q-T间期明显延长者，宜减量或停药。本药一般不宜与其他抗心律失常药合用，以避免心脏抑制。消化道不良反应常见为恶心、呕吐、味觉改变等。

二、Ⅱ类（β肾上腺素受体拮抗药）

用于抗心律失常的β肾上腺素受体拮抗药主要有普萘洛尔（propranolol）、美托洛尔（metoprolol）、阿替洛尔（atenolol）、纳多洛尔（nadolol）、醋丁洛尔（acebutolol）、噻吗洛尔（timolol）、阿普洛尔（alprenolol）、艾司洛尔（esmolol）、比索洛尔（bisoprolol）等，拮抗β肾上腺素受体是其治疗心律失常的基本机制。

激动 β 肾上腺素受体可使 L 型钙电流、起搏电流（I_f）增加，病理条件下可触发早后除极和迟后除极。因此，β 肾上腺素受体拮抗药可通过减慢心率、抑制细胞内钙超载、减少后除极等作用治疗心律失常。

普萘洛尔

【药理作用】　普萘洛尔（propranolol）降低窦房结、心房和普肯耶纤维自律性，减少儿茶酚胺所致的迟后除极发生，减慢房室结传导，延长房室交界细胞的有效不应期。在运动及情绪激动时作用明显。

【体内过程】　口服吸收完全，首关效应明显，生物利用度约 30%，口服后约 2 小时血药浓度达峰值，但个体差异大。血浆蛋白结合率达 93%。主要在肝脏代谢，$t_{1/2}$ 为 3～4 小时，肝功能受损时明显延长。90% 以上经肾排泄，尿中原形药不足 1%。

【临床应用】　主要治疗室上性心律失常，尤其治疗交感神经兴奋性过高、甲状腺功能亢进及嗜铬细胞瘤等引起的窦性心动过速效果良好。合用强心苷或地尔硫䓬、控制心房扑动、心房颤动及阵发性室上性心动过速时的心室率过快效果较好。可减少心肌梗死患者心律失常发生，缩小其心肌梗死范围并降低病死率。还可治疗运动或情绪变动所致室性心律失常，减少肥厚型心肌病所致的心律失常。

【不良反应】　该药可引起窦性心动过缓、房室传导阻滞、低血压、精神抑郁、记忆力减退等，并可诱发心力衰竭和哮喘。长期应用可使脂质代谢和糖代谢异常，故血脂异常及糖尿病患者慎用。突然停药可致反跳现象。

阿替洛尔

阿替洛尔（atenolol）是长效 $β_1$ 肾上腺素受体拮抗药，抑制窦房结及房室结自律性，减慢房室结传导，也抑制希-普系统。用于治疗室上性心律失常，降低心房颤动和心房扑动时的心室率。治疗室性心律失常亦有效。口服后 2～3 小时血药浓度达峰值，$t_{1/2}$ 为 7 小时。不良反应与普萘洛尔相似。因对心脏选择性强，可用于糖尿病和哮喘患者，但剂量不宜过大。

艾司洛尔

艾司洛尔（esmolol）是短效 $β_1$ 肾上腺素受体拮抗药，具有心脏选择性，抑制窦房结及房室结的自律性、传导性。主要治疗室上性心律失常，降低心房扑动、心房颤动时的心室率。本药静脉注射后数秒钟起效为 9 分钟。不良反应有低血压、心肌收缩力减弱等。

三、Ⅲ类（延长动作电位时程药）

胺碘酮

胺碘酮药理作用广泛，结构与甲状腺素相似，其抗心律失常作用及毒性反应与其作用于细胞核甲状腺素受体有关。

【药理作用】　胺碘酮（amiodarone）抑制心脏多种离子通道如 I_{Na}、$I_{Ca(L)}$、I_K、I_{K1}、I_{to} 等，降低窦房结、普肯耶纤维的自律性和传导性，明显延长心肌细胞动作电位时程和有效不应期，延长 Q-T 间期和 QRS 波。胺碘酮无翻转使用依赖性（reverse use-dependence）。翻转使用依赖性是指心率快时药物延长动作电位时程的作用不明显，而心率慢时却使动作电位时程明显延长，该作用易诱发尖端扭转型室性心动过速。此外，胺碘酮尚有非竞争性拮抗 α、β 肾上腺素受体和舒张血管平滑肌作用，能扩张冠状动脉、增加冠脉流量、降低心肌耗氧量。

【体内过程】　胺碘酮脂溶性高，口服、静脉注射均可，生物利用度35%～65%。该药在肝脏代谢，主要代谢物去乙胺碘酮仍有生物活性。消除半衰期较复杂，快速消除相3～10天（消除50%药物），缓慢消除相约数周。停药后作用维持1～3个月。

【临床应用】　胺碘酮是广谱抗心律失常药，对心房扑动、心房颤动、室上性心动过速和室性心动过速有效。

【不良反应及注意事项】　窦性心动过缓、房室传导阻滞及 Q-T 间期延长常见，尖端扭转型室性心动过速偶见。静脉给药低血压常见，窦房结和房室结病变患者使用会出现明显心动过缓和传导阻滞。房室传导阻滞及 Q-T 间期延长者禁用。

长期应用可见角膜褐色微粒沉着，不影响视力，停药后可逐渐消失。胺碘酮抑制外周 T_4 向 T_3 转化，少数患者发生甲状腺功能亢进或减退及肝坏死。个别患者出现间质性肺炎或肺纤维化。长期应用必须定期监测肺功能和血清 T_3、T_4。

胺碘酮是肝药酶 CYP3A4 的代谢底物。西咪替丁抑制 CYP3A4，增加胺碘酮血药浓度；利福平诱导 CYP3A4，降低胺碘酮血药浓度。胺碘酮也抑制其他肝脏代谢酶，故能增加相应底物如地高辛、华法林等的血药浓度。

决奈达隆

决奈达隆（dronedarone）是新型抗心律失常药物，主要用于心房颤动和心房扑动患者维持窦性节律。结构与胺碘酮类似，但不含碘，对甲状腺等器官的毒性明显降低。决奈达隆可能增加严重心衰和左心收缩功能不全患者的死亡风险。

索他洛尔

索他洛尔（sotalol）是非选择性 β 肾上腺素受体拮抗药，并能抑制延迟整流钾电流。拮抗 β 受体，可降低自律性、减慢房室结传导；阻滞 I_K，可延长心房、心室及普肯耶纤维的动作电位时程和有效不应期。口服吸收快，无首关消除，生物利用度达 90%～100%。与血浆蛋白结合少，在心、肝、肾浓度高。在体内不被代谢，几乎全部以原形经肾排出，$t_{1/2}$ 为 12～15 小时，老年人、肾功能不全者 $t_{1/2}$ 明显延长。临床治疗各种严重室性心律失常，维持心房颤动患者的窦性心率。对小儿室上性和室性心律失常也有效。不良反应较少，少数 Q-T 间期延长者偶可出现尖端扭转型室性心动过速。

多非利特

多非利特（dofetilide）是特异性 I_{Kr} 钾通道阻滞药，可维持或恢复心房颤动患者的窦性心率。口服吸收良好，生物利用度约 100%。主要以原形经肾排泄，肾功能不良者应减量，肾衰竭患者禁用。主要毒性反应是诱发尖端扭转型室性心动过速。

四、Ⅳ类（钙通道阻滞药）

维拉帕米

【药理作用】　维拉帕米（verapamil）对激活状态和失活状态的 L 型钙通道均有阻滞作用，也抑制 I_{Kr} 钾通道。可降低窦房结自律性，降低缺血时心房、心室和普肯耶纤维的异常自律性，减少或消除后除极所致触发活动；减慢房室结传导，可终止房室结折返，减慢心房扑动、心房颤动时加快的心室率；延长窦房结、房室结的有效不应期。

【体内过程】　口服吸收迅速而完全，2～3 小时血药浓度达峰值。首过效应明显，生物利用度仅 10%～30%，肝脏功能异常患者慎用。在肝脏代谢，其代谢物去甲维拉帕米仍有活性，$t_{1/2}$ 为 3-7 小时。

【临床应用】　治疗室上性和房室结折返性心律失常效果好，是阵发性室上性心动过速的首选药。

【不良反应】　口服较安全，可出现便秘、腹胀、腹泻、头痛、瘙痒等不良反应。静脉给药可引起血压下降、暂时窦性停搏。Ⅱ度房室传导阻滞、Ⅲ度房室传导阻滞、心功能不全、心源性休克患者禁用此药，老年人、肾功能低下者慎用。

五、其他类

腺苷

腺苷（adenosine）为内源性嘌呤核苷酸，作用于 G 蛋白偶联的腺苷受体，激活心房、窦房结、房室结的乙酰胆碱敏感性钾通道，引起动作电位时程缩短和自律性降低。也抑制 L 型钙电流并延长房室结的有效不应期，抑制交感神经兴奋所致迟后除极。静脉注射后迅速降低窦性频率、减慢房室结传导、延长房室结有效不应期。可被体内大多数组织细胞摄取，并被腺苷脱氨酶灭活，$t_{1/2}$ 仅为数秒，临床需静脉快速注射给药。主要用于迅速终止折返性室上性心律失常。静脉注射速度过快可致短暂心脏停搏。治疗剂量时多数患者会出现胸闷、呼吸困难。

制剂与用法

硫酸奎尼丁（quinidine sulfate）　　片剂：每片 0.2g。用于心房扑动或心房颤动时，先试服硫酸奎尼丁 0.1g，如无不良反应，次日每 2～4 小时一次，每次 0.2g，连续 5 次。如第一日未转为窦律，又无毒性反应，第二日用每次 0.3g，每 2 小时一次，共 5 次，仍未转为窦律可再服一日，然后改为每次 0.4g，每日量不超过 2g；转为窦律后，用维持量，每次 0.2g，每 6 小时一次，2～3 次/天。用于频发室性期前收缩，每次 0.2g，3～4 次/天。极量：口服每次 0.6g，3 次/天。用本药复律时患者必须住院，每次服药前要检查血压、心率和心电图，如收缩压 90mmHg、心率减慢（60 次/分钟）、QRS 延长 25%～50% 或发生其他不良反应时，均应停药观察。

盐酸普鲁卡因胺（procainamide hydrochloride）　　片剂：每片 0.125g，0.25g。口服每次 0.25～0.5g，每 4～6 小时一次。缓释剂每 12 小时一次。注射剂：0.1g/ml，0.2g/2ml，0.5g/5ml。紧急复律时，每 5 分钟静脉注入 100mg 或 20 分钟内注入 200mg，直至有效或剂量达 1～2g。有效后用静脉滴注维持，速度为 1～4mg/min。

盐酸利多卡因（lidocaine hydrochloride）　　注射剂：0.1g/5ml，0.4g/20ml。转复室性心律失常时，可一次静脉注射 50～100mg（1～1.5mg/kg），如 10 分钟内无效，可再静脉注射 1 次，但累积量不宜超过 300mg，有效后，以 1～4mg/min 的速度静脉滴注，以补充消除量，但每小时药量不宜超过 100mg。

苯妥英钠（phenytoin sodium）　　片剂：每片 50mg，100mg。口服，第 1 日 0.5～1g，第 2、3 日 500mg/d，分 3～4 次服，之后 300～400mg/d 维持。静脉注射 0.125～0.25g，用注射用水溶解后缓慢注射，不超过 0.5g/d。注射剂呈强碱

性，对组织刺激性大，不宜静脉滴注或肌内注射。

美西律（mexiletine）　片剂：每片 50mg，100mg。口服一次 50～200mg，每 6～8 小时一次，维持量每次 100mg，3 次/天。注射剂：100mg/2ml，紧急复律时，静脉注射 100～250mg（溶于 25% 葡萄糖溶液 20ml 中），10～15 分钟内注完。

普罗帕酮（propafenone）　片剂：每片 100mg，150mg。口服 150mg，3 次/天，3～4 天后剂量可增至每次 300mg，2 次/天。注射剂：35mg/10ml，静脉注射每次 70mg，稀释后在 3～5 分钟内注完；如无效，20 分钟后可再注射 1 次，1 日总量不超过 350mg。

盐酸普萘洛尔（propranolol hydrochloride）　片剂：每片 10mg。口服每次从 10～20mg 开始，34 次/天，根据疗效增加至最佳剂量。注射剂：5mg/5ml，静脉注射每次 1～3mg，一般 2～3 分钟内给 1mg，注射时应密切注意心率、血压及心功能情况。

胺碘酮（amiodarone）　片剂：每片 100mg，200mg。口服，一般 200mg，3 次/天（最大剂量可达 1000～1500mg/d），有效后用维持量 100～400mg/d。注射剂：150mg/3ml，对快速心律失常并需要立即复律者，可静脉注射，也可 600～1000mg 溶于葡萄糖溶液中静脉滴注。

维拉帕米（verapamil）　片剂：每片 40mg。口服每次 40～80mg，3 次/天，根据需要可增至 240～320mg/d。缓释剂 240mg，1～2 次/天；静脉注射每次 5～10mg，缓慢注射。

地尔硫䓬（diltiazem）　片剂：每片 30mg。口服每次 30mg，3 次/天，注射剂：每支 10mg，50mg。静脉注射每次 5～10mg，稀释后缓慢注射。

腺苷（adenosine）治疗阵发性室上性心动过速（包括 WPW 综合征），静注后，可使患者恢复窦性节律。静脉注射开始 3mg，迅速注射，如在 1～2 分钟内无效，可给予 6mg，必要时在 1～2 分钟之后给予 12mg。

第五章　抗高血压药

凡能降低血压而用于高血压治疗的药物称为抗高血压药。正常人血压应低于 140/90mmHg。高于上述标准，即为高血压。绝大部分高血压病因不明，称为原发性高血压或高血压病；少数高血压有因可查，称为继发性高血压或症状性高血压。原发性高血压的发生率在成人为 15%～20%。原发性高血压的直接并发症有脑血管意外、肾衰竭、心力衰竭等。大量证据表明，高血压患者容易并发冠心病。且这些并发症大多可致死或致残。总体而言，高血压人群如不经合理治疗，平均寿命较正常人群缩短 15～20 年。

原发性高血压病的发病机制不明，但已知体内有许多系统与血压的调节有关，其中最主要的有交感神经-肾上腺素系统及肾素-血管紧张素系统（renin-angiotensin system，RAS）。此外，血管舒缓肽-激肽-前列腺素系统、血管内皮松弛因子-收缩因子系统等都参与了血压的调节。抗高血压药可分别作用于上述不同的环节，降低血压。

第一节　抗高血压药物分类

形成动脉血压的基本因素是心输出量和外周血管阻力。前者受心脏功能、回心血量和血容量的影响，后者主要受小动脉紧张度的影响。交感神经系统和 RAS 调节着上述两种因素，使血压维持在一定的范围内。根据药物的作用和作用部位可将抗高血压药物分为下列几类：

1. 利尿药

如氢氯噻嗪等。

2. 交感神经抑制药

（1）中枢性降压药：如可乐定、利美尼定等。

（2）神经节阻断药：如樟磺咪芬等。

（3）去甲肾上腺素能神经末梢阻滞药：如利舍平、胍乙啶等。

（4）肾上腺素受体阻断药：如普萘洛尔等。

3. 肾素—血管紧张素系统抑制药

（1）血管紧张素转换酶（ACE）抑制药：如卡托普利等。

（2）血管紧张素Ⅱ受体阻断药：如氯沙坦等。

（3）肾素抑制药：如雷米克林等。

4. 钙通道阻滞药

如硝苯地平等。

5. 血管扩张药

如肼屈嗪和硝普钠等。

目前，国内外应用广泛或称为第一线抗高血压药物的是利尿药、钙通道阻滞药、β 受体阻断药和 ACE 抑制药四大类药物。血管紧张素Ⅱ受体阻断药临床应用实践相对较短，但因这类药具有许多优点，临床应用愈来愈多，故将其置于上述四大类药物之后，统称为常用抗高血压药物。其他抗高血压药物如中枢性降压药和血管扩张药等较少单独应用。

第二节　常用抗高血压药物

一、利尿药

限制钠盐的摄入是治疗早期高血压的手段之一。随着 20 世纪 50 年代噻嗪类利尿药的问世，以药物改变体内 Na^+ 平衡成为治疗高血压的主要方法之一。各类利尿药单用即有降压作用，并可增强其他降压药的作用。

利尿药降低血压的确切机制尚不十分明确。用药初期，利尿药可减少细胞外液容量及心输出量。长期给药后心输出量逐渐恢复至给药前水平而降压作用仍能维持，此时细胞外液容量仍有一定程度的减少。若维持有效的降压作用，血浆容量通常比治疗前减少约 5%，伴有血浆肾素水平持续升高，说明体内 Na^+ 持续减少。利尿药长期使用可降低血管阻力，但该作用并非直接作用，因为利尿药在体外对血管平滑肌无作用，在肾切除的患者及动物使用利尿药也不能发挥降压作用。利尿药降低血管阻力最可能的机制是持续地降低体内 Na^+ 浓度及降低细胞外液容量。平滑肌细胞内 Na^+ 浓度降低可能导致细胞内 Ca^{2+} 浓度降低，从而使血管平滑肌对缩血管物质的反应性减弱。

噻嗪类利尿药是利尿降压药中最常用的一类。大规模临床试验表明，噻嗪类利尿药可降低高血压并发症如脑卒中和心力衰竭的发病率和死亡率。单独使用噻嗪类作降压治疗时，剂量应尽量小。研究发现许多患者使用小至 12.5mg 的氢氯噻嗪或氯酞酮即有降压作用，超过 25mg 降压作用并不一定增强，反而可能使不良反应发生率增加。因此建议单用利尿降压时的剂量不宜超过 25mg，若 25mg 仍不能有效地控制血压，则应合用或换用其他类型抗高血压药。单用噻嗪类降压药治疗，尤其是长期使用应合并使用留 K^+ 利尿药或合用血管紧张素转化酶抑制药亦可减少 K^+ 的排出。长期大量使用噻嗪类除引起电解质改变外，尚对脂质代谢、糖代谢产生不良影响。对合并有氮质血症或尿毒症的患者可选用高效利尿药呋塞米。吲达帕胺（indapamide）不良反应少，不引起血脂改变，故伴有高脂血症患者可用吲达帕胺代替噻嗪类利尿药。

二、钙通道阻滞药

血管平滑肌细胞的收缩有赖于细胞内游离钙，若抑制了钙离子的跨膜转运，则可使细胞内游离钙浓度下降。钙通道阻滞药通过减少细胞内钙离子含量而松弛血管平滑肌，进而降低血压。

钙通道阻滞药品种繁杂，结构各异。从化学结构上可将其分为二氢吡啶类和非二氢吡啶类。前者对血管平滑肌具有选择性，较少影响心脏，作为抗高血压药常用的有硝苯地平、尼群地平和拉西地平等。非二氢吡啶类包括维拉帕米等，对心脏和血管均有作用。

硝苯地平

【药理作用】　硝苯地平（nifedipine）作用于细胞膜 L 型钙通道，通过抑制钙离子从细胞外进入细胞内，而使细胞内钙离子浓度降低，导致小动脉扩张，总外周血管阻力下降而降低血压。由于周围血管扩张，可引起交感神经活性反射性增强而引起心率加快。

【临床应用】　硝苯地平对轻、中、重度高血压均有降压作用，亦适用于合并有心绞痛或肾脏疾病、糖尿病、哮喘、高脂血症及恶性高血压患者。目前多推荐使用缓释片剂，以减轻迅速降压造成的反射性交感活性增加。

尼群地平

尼群地平（nitrendipine）作用与硝苯地平相似，但对血管松弛作用较硝苯地平强，降压作用温和而持久，适用于各型高血压。每日口服 1～2 次。不良反应与硝苯地平相似，肝功能不良者宜慎用或减量，可增加地高辛血药浓度。

拉西地平

拉西地平（lacidipine）血管选择性强，不易引起反射性心动过速和心输出量增加，用于轻、中度高血压。降压作用起效慢、持续时间长，每日口服 1 次。具有抗动脉粥样硬化作用。不良反应有心悸、头痛、面红、水肿等。

氨氯地平

氨氯地平（amlodipine）作用与硝苯地平相似，但降压作用较硝苯地平平缓，持续时间较硝苯地平显著延长。每日口服 1 次。不良反应同拉西地平。

以上各种钙通道阻滞药均有良好的降压作用。短效药硝苯地平等价格低廉，降压效果确实，最为常用。从保护高血压靶器官免受损伤的角度以长效类新药为佳，但价格较贵。中效类如尼群地平等效果确切、价格低廉。

三、β 受体阻断药

不同的 β 受体阻断药在许多方面如脂溶性、对 β_1 受体的选择性、内在拟交感活性及膜稳定性等方面有所不同，但均为同样有效的降压药，广泛用于各种程度的高血压。长期应用一般不引起水钠潴留，亦无明显的耐受性。不具内在拟交感活性的 β 受体阻断药可增加血浆甘油三酯浓度，降低 HDL-胆固醇，而有内在拟交感活性者对血脂影响很小或无影响。

普萘洛尔

【药理作用】　普萘洛尔（propranolol，心得安，萘心安）为非选择性 β 受体阻断药，对 β_1 和 β_2 受体具有相同的亲和力，缺乏内在拟交感活性。可通过多种机制产生降压作用，即减少心输出量、抑制肾素释放、在不同水平抑制交感神经系统活性（中枢部位、压力感受性反射及外周神经水平）和增加前列环素的合成等。

【体内过程】　普萘洛尔为高度亲脂性化合物，口服吸收完全，肝脏首过消除显著，生物利用度约为 25%，且个体差异较大。$t_{1/2}$ 约为 4 小时，但降压作用持续时间较长，可 1～2 次/天。

【临床应用】　用于各种程度的原发性高血压。可作为抗高血压的首选药单独应用，也可与其他抗高血压药合用。对心输出量及肾素活性偏高者疗效较好，高血压伴有心绞痛、偏头痛、焦虑症等选用 β 受体阻断药较为合适。

阿替洛尔

阿替洛尔（atenolol）降压机制与普萘洛尔相同，但对心脏的 β_1 受体有较大的选择性，而对血管及支气管的 β_1 受体的影响较小。但较大剂量时对血管及支气管平滑肌的 β_2 受体也有作用。无膜稳定作用，无内在拟交感活性。口服用于治疗各种程度高血压。降压作用持续时间较长。

每日服用 1 次。

拉贝洛尔

拉贝洛尔（labetalol）在阻断 β 受体的同时也阻断 α 受体。其中阻断 $β_1$ 和 $β_2$ 受体的作用强度相似，对 α 受体作用较弱，对 $α_2$ 受体则无作用。本品适用于各种程度的高血压及高血压急症、妊娠期高血压、嗜铬细胞瘤、麻醉或手术时高血压。合用利尿药可增强其降压效果。静注或静滴用于高血压急症，如妊娠高血压综合征。大剂量可致直立性低血压。

卡维地洛

卡维地洛（carvedilol）为 α、β 受体阻断药，阻断 β 受体的同时具有舒张血管作用。口服首关消除显著，生物利用度 22%，药效维持可达 24 小时。不良反应与普萘洛尔相似，但不影响血脂代谢。用于治疗轻度及中度高血压或伴有肾功能不全、糖尿病的高血压患者。

四、血管紧张素 I 转化酶抑制药

ACE 抑制药的应用，是抗高血压药物治疗学上的一大进步。该类药能抑制 ACE 活性，使血管紧张素 II（Ang II）的生成减少以及缓激肽的降解减少，扩张血管，降低血压。该类药物不仅具有良好的降压效果，对高血压患者的并发症及一些伴发疾病亦具有良好影响。该类药物亦作为伴有糖尿病、左心室肥厚、左心功能障碍及急性心肌梗死的高血压患者的首选药物。因阻断醛固酮，可以增强利尿药的作用。有轻度潴留 K^+ 的作用，这对有高血钾倾向的患者尤应注意。血管神经性水肿是该类药少见而严重的不良反应。服药后患者发生顽固性咳嗽往往是停药的原因之一。

卡托普利

【药理作用】　卡托普利（captopril，巯甲丙脯酸，甲巯丙脯酸，开博通）具有轻至中等强度的降压作用，可降低外周阻力，增加肾血流量，不伴反射性心率加快。其降压机制如下：抑制 ACE，使 Ang I 转变为 Ang II 减少，从而产生血管舒张；同时减少醛固酮分泌，以利于排钠；特异性肾血管扩张亦加强排钠作用；由于抑制缓激肽的水解，使缓激肽增多；卡托普利亦可抑制交感神经系统活性。

【临床应用】　适用于各型高血压。目前为抗高血压治疗的一线药物之一。60%～70%患者单用本品能使血压控制在理想水平，加用利尿药则 95%患者有效。本品尤其适用于合并有糖尿病及胰岛素抵抗、左心室肥厚、心力衰竭、急性心肌梗死的高血压患者，可明显改善生活质量且无耐受性，连续用药一年以上疗

效不会下降，而且停药不反跳。卡托普利与利尿药及 β 受体阻断药合用于重型或顽固性高血压疗效较好。

依那普利

依那普利（enalapril）为不含-SH 的长效、高效 ACE 抑制剂。依那普利为前体药，在体内被肝脏酯酶水解转化为苯丁羟脯酸（enalaprilat，依那普利拉），后者能与 ACE 持久结合而发挥抑制作用。降压机制与卡托普利相似，但抑制 ACE 的作用较卡托普利强 10 倍。能降低总外周血管阻力，增加肾血流量。降压作用强而持久。口服后最大降压作用出现在服药后 6～8 小时，作用持续时间较长，可每日给药一次。剂量超过 10mg 后，增加剂量只延长作用持续时间。临床主要用于高血压的治疗。有报道其对心功能的有益影响优于卡托普利。不良反应、药物相互作用与卡托普利相似。因为其不含-SH，故无典型的青霉胺样反应。因作用强，引起咳嗽等不良反应明显，合并有心衰时低血压亦较多见，应适当控制剂量。

其他 ACE 抑制药还有赖诺普利（lisinopril）、贝那普利（benazepril）、福辛普利（fosinopril）、喹那普利（quinapril）、雷米普利（ramipril）、培哚普利（perindopril）和西拉普利（cilazapril）等。它们的共同特点是长效，每天只需服用 1 次。除了赖诺普利外，其余均为前体药。作用及临床应用同依那普利。

五、AT₁ 受体阻断药

血管紧张素Ⅱ受体分两类，即 AT_1 受体和 AT_2 受体。目前发现的 AngⅡ受体阻断药主要为 AT_1，受体阻断药，可阻断 AngⅡ已知的所有作用。AT_1 受体阻断药具有良好的降压作用，而没有 ACE 抑制药的血管神经性水肿、咳嗽等不良反应。

氯沙坦

【药理作用】　氯沙坦（losartan）竞争性阻断 AT_1 受体，为第一个用于临床的非肽类 AT_1 受体阻断药。在体内转化成 5-羧基酸性代谢产物 EXP-3174，后者有非竞争性 AT_1 受体阻断作用。它们都能与 AT_1 受体选择性地结合，对抗 AngⅡ的绝大多数药理学作用，从而产生降压作用。

【临床应用】　本品可用于各型高血压，若3～6周后血压下降仍不理想，可加用利尿药。

其他沙坦类药物

这类药物尚有缬沙坦（valsartan）、厄贝沙坦（irbesartan）、坎替沙坦（candesartan）和替米沙坦（telmisartan）等。其中坎替沙坦作用强大、应用剂量小、维持时间长、谷峰比值高（>80%），是目前这类药物之最优者。

第三节 其他抗高血压药物

一、中枢性降压药

中枢性降压药包括可乐定、甲基多巴、胍法辛、胍那苄、莫索尼定和利美尼定等。以往认为可乐定的降压作用主要通过作用于孤束核 α_2 肾上腺素受体，后来发现其降压作用还与咪唑啉受体有关。这两个核团的两种受体之间有协同作用，可乐定的降压作用是以上两种受体共同作用的结果。而莫索尼定等主要作用于咪唑啉受体，甲基多巴则作用于孤束核 α_2 受体（图5-1）。

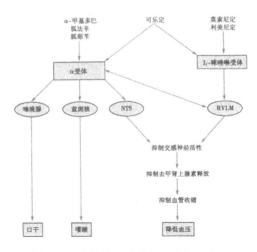

图5-1 中枢性降压药作用机制示意图

可乐定

【药理作用】 可乐定（clonidine）的降压作用中等偏强，并可抑制胃肠分泌及运动，对中枢神经系统有明显的抑制作用。以往认为其降压机制主要是通过兴奋延髓背侧孤束核突触后膜的 α_2 受体，抑制交感神经中枢的传出冲动，使外周血管扩张，血压下降。后来的研究表明，可乐定也作用于延髓嘴端腹外侧区（rostral ventrolateral medulla，RVLM）的咪唑啉受体（I_1 受体，imidazoline-I_1），使交感神经张力下降，外周血管阻力降低，从而产生降压作用。可乐定引起的嗜

睡等副作用主要由 α_2 受体介导。过大剂量的可乐定也可兴奋外周血管平滑肌上的 α_2 受体，引起血管收缩，使降压作用减弱。

【体内过程】　本品口服易吸收，服后 1.5～3 小时血药浓度达峰值，$t_{1/2}$ 为 5.2～13 小时，口服生物利用度为 71%～82%。蛋白结合率为 20%，约 50% 以原形药从尿中排出，能透过血脑屏障。

【临床应用】　适于治疗中度高血压，常用于其他药无效时。降压作用中等偏强，不影响肾血流量和肾小球滤过率，可用于高血压的长期治疗。与利尿药合用有协同作用，可用于重度高血压。口服也用于预防偏头痛或作为治疗吗啡类镇痛药成瘾者的戒毒药。其溶液剂滴眼用于治疗开角型青光眼。

【不良反应】　常见的不良反应是口干和便秘。其他有嗜睡、抑郁、眩晕、血管性水肿、腮腺肿痛、恶心、心动过缓、食欲不振等。可乐定不宜用于高空作业或驾驶机动车辆的人员，以免因精力不集中、嗜睡而导致事故发生。

【药物相互作用】　可乐定能加强其他中枢神经系统抑制药的作用，合用时应慎重。三环类化合物如丙米嗪等药物在中枢可与可乐定发生竞争性拮抗，取消可乐定的降压作用，不宜合用。

莫索尼定

莫索尼定（moxonidine）为第二代中枢性降压药，作用与可乐定相似，但对咪唑啉 I_1 受体的选择性比可乐定高。降压效能略低于可乐定，这与其对 α_2 受体作用较弱有关，因为这两种受体在对血压的控制中有协同作用。

由于选择性较高，莫索尼定的不良反应少，无显著的镇静作用，亦无停药反跳现象。长期用药也有良好的降压效果，并能逆转高血压患者的心肌肥厚，适用于治疗轻、中度高血压。

二、血管平滑肌扩张药

血管平滑肌扩张药通过直接扩张血管而产生降压作用。其中有一些药如肼屈嗪等，主要扩张小动脉，对容量血管无明显作用，由于小动脉扩张，外周阻力而降低血压。同时通过压力感受性反射，兴奋交感神经，出现心率加快、心肌收缩力加强，心输出量增加，从而部分对抗了其降压效力。且有心悸、诱发心绞痛等不良反应。还反射性增加肾脏醛固酮分泌，导致水钠潴留。并可能增加高血压患者的心肌肥厚程度。另一些药如硝普钠对小动脉和静脉均有扩张作用，由于也扩张静脉，使回心血量减少，因此不增加心排出量，但也反射性兴奋交感神经。血管平滑肌扩张药不会引起直立性低血压及阳痿等。

由于直接扩张血管平滑肌的药物不良反应较多，一般不单独用于治疗高血压，仅在利尿药、β受体阻断药或其他降压药无效时才加用该类药物。米诺地尔、二氮嗪以往亦归属于血管平滑肌扩张药，后来发现它们的作用机制与钾通道开放有关，故现将它们归入钾通道开放药。

硝普钠

【药理作用】　硝普钠（sodium nitroprusside）可直接松弛小动脉和静脉平滑肌，属硝基扩张血管药，在血管平滑肌内代谢产生一氧化氮（NO），NO 具有强大的舒张血管平滑肌作用。近年发现 NO 与内皮源性松弛因子（EDRF）在许多性能上相似，认为 EDRF 与 NO 是同一物，是一种内源性血管舒张物质。NO 可激活鸟苷酸环化酶，促进 cGMP 的形成，从而产生血管扩张作用（图 5-2）。本品属于非选择性血管扩张药，很少影响局部血流分布。一般不降低冠脉血流、肾血流及肾小球滤过率。

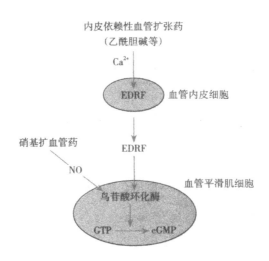

图 5-2　硝普钠作用机制示意图

【体内过程】　本品口服不吸收，静脉滴注给药起效快。本品在体内产生的 CN^- 可被肝脏转化成 SCN^-，经肾排泄。

【临床应用】　适用于高血压急症的治疗和手术麻醉时的控制性低血压。也可用于高血压合并心衰或嗜铬细胞瘤发作引起的血压升高。

【不良反应】　静滴时可出现恶心、呕吐、精神不安、肌肉痉挛、头痛、皮疹、出汗、发热等。大剂量或连续使用（特别在肝肾功能损害的患者），可引起血浆氰化物或硫氰化物浓度升高而中毒，可导致甲状腺功能减退。用药时须严密监测血浆氰化物浓度。

三、神经节阻断药

神经节阻断药对交感神经节和副交感神经节均有阻断作用，它对效应器的具体效应则视两类神经对该器官的支配以何者占优势而定。由于交感神经对血管的支配占优势，用神经节阻断药后，则使血管特别是小动脉扩张，总外周阻力下降，加上静脉扩张，回心血量和心输出量减少，结果使血压显著下降。又因肠道、眼、膀胱等平滑肌和腺体以副交感神经占优势，因此用药后常出现便秘、扩瞳、口干、尿潴留等。

本类药物曾广泛用于高血压的治疗，但由于副作用较多，降压作用过强过快，现已仅限用于一些特殊情况，如高血压危象、主动脉夹层动脉瘤、外科手术中的控制性低血压等。

本类药物有：樟磺咪芬（trimethaphan camsylate）、美卡拉明（mecamylamine）、六甲溴铵（hexamethonium bromide）等。

四、α_1 受体阻断药

用于抗高血压治疗的 α 受体阻断药主要为具有 α_1 受体阻断作用而不影响 α_2 受体的药物。本类药物可降低动脉血管阻力，增加静脉容量，增加血浆肾素活性，不易引起反射性心率增加。长期使用后扩血管作用仍存在，但肾素活性可恢复正常。许多患者用药后出现水、钠潴留。α_1 受体阻断药最大的优点是对代谢没有明显的不良影响，并对血脂代谢有良好作用。可用于各种程度的高血压治疗，但其对轻、中度高血压有明确疗效，与利尿药及 β 受体阻断药合用可增强其降压作用。其主要不良反应为首剂现象（低血压），一般服用数次后这种首剂现象即可消失。本类药物有：哌唑嗪（prazosin）、特拉唑嗪（terazosin）、多沙唑嗪（doxazosin）。

五、去甲肾上腺素能神经末梢阻断药

去甲肾上腺素能神经末梢阻滞药主要通过影响儿茶酚胺的贮存及释放产生降压作用。如利舍平及胍乙啶。利舍平作用较弱，不良反应多，目前已不单独应用。胍乙啶较易引起肾、脑血流量减少及水、钠潴留。主要用于重症高血压。

尚有一些人工合成的胍乙啶类似物，如倍他尼定、胍那决尔等，作用与胍乙啶相似，可作为胍乙啶的替代品，但较少用。

六、钾通道开放药（钾外流促进药）

钾通道开放，钾外流增多，细胞膜超极化，膜兴奋性降低，Ca^{2+}内流减少，血管平滑肌舒张，血压下降。钾通道开放药有米诺地尔（minoxidil）、吡那地尔（pinacidil）、尼可地尔（nicorandil）等。这类药物在降压时常伴有反射性心动过速和心输出量增加。血管扩张作用具有选择性，见于冠状动脉、胃肠道血管和脑血管，而不扩张肾和皮肤血管。若与利尿药和（或）β 受体阻断药合用，则可纠正其水钠潴留和（或）反射性心动过速的副作用。

七、其 他

尚有作用机制与上述药物不同、但具有明显的抗高血压作用的其他药物，如：沙克太宁（cicletanine，西氯他宁）属呋喃吡啶类，能增加前列环素的合成等；依那克林（enalkiren）和雷米克林（remikiren），为肾素抑制剂；酮色林（ketanserin）具有阻断 $5-HT_{2A}$ 受体和轻度的 α_1 受体阻断作用；波生坦（bosentan）为非选择性内皮素受体阻断药。这些药物目前尚较少应用。

第四节　高血压药物治疗的新概念

（一）有效治疗与终身治疗

确实有效的降压治疗可以大幅度地减少并发症的发生率。一般认为，经不同日的数次测压，血压仍多 150/95mmHg 即需治疗。如有以下危险因素中的 1～2 条，血压多 140/90mmHg 就要治疗。这些危险因素是：老年、吸烟、肥胖、血脂异常、缺少体力活动、糖尿病等。所谓有效的治疗，就是将血压控制在 140/90mmHg 以下。最近的 HOT 研究结果指出，抗高血压治疗的目标血压是 138/83mmHg。但是只有不到 10% 的高血压患者血压得到良好的控制。因此，必须加强宣传工作，纠正"尽量不用药"的错误倾向，抛弃那些无效的"治疗"。所有的非药物治疗，只能作为药物治疗的辅助。高血压病因不明，无法根治，需要终身治疗。有些患者经一段时间的治疗后血压接近正常，于是就自动停药，停药后血压可重新升高；另外，患者的靶器官损伤是否继续进展也需考虑和顾及，因血压升高只是高血压病的临床表现之一。因此，在高血压的治疗中要强调终身治疗。

（二）保护靶器官

高血压的靶器官损伤包括心肌肥厚、肾小球硬化和小动脉重构等。在抗高血压治疗中必须考虑逆转或阻止靶器官损伤。一般而言，降低血压即能减少靶器官损伤。但并非所有的药物均如此。如肼屈嗪虽能降压，但对靶器官损伤无保护作用。根据以往几十年抗高血压治疗的经验，认为对靶器官的保护作用比较好的药物是 ACE 抑制药和长效钙拮抗药。AT_1 受体阻断药将与 ACE 抑制药一样具有良好的器官保护作用。除了血流动力学的效应之外，抑制细胞增生等非血流动力学作用也在其中起重要作用。其他药物对靶器官损伤也有一定的保护作用，但较弱。

（三）平稳降压

研究证明血压不稳定可导致器官损伤。血压在 24 小时内存在自发性波动，这种自发性波动被称为血压波动性（blood pressure variability，BPV）。在血压水平相同的高血压患者中，BPV 高者，靶器官损伤严重。将大鼠的动脉压力感受器的传入神经去除，造成动物的血压极不稳定（虽此时 24 小时平均血压水平与正常动物相当），这些动物有严重的器官损伤。至于在长期应用中究竟哪些药物确能使血压稳定，限于技术复杂，尚缺乏系统的研究。目前应注意尽可能减少人为因素造成的血压不稳定。使用短效的降压药使血压波动增大，而真正 24 小时有效的长效制剂较好。

（四）联合用药

抗高血压药物的联合应用常常是有益的。对于接受一种药物治疗而血压未能控制的患者有 3 种可能的对策：一是加大原来药物的剂量，但带来的后果可能是作用不见增强而不良反应增加，除非患者起始用药剂量很小；二是换用另一个药，但如果第二个药物效果也不好的话，很容易导致患者的顺应性降低或失去信心；三是联合用药，有研究表明，血压控制良好的患者中有 2/3 是联合用药。在目前常用的 4 类药物（利尿药、β 受体阻断药、二氢吡啶类钙通道阻滞药和 ACE 抑制药）中，任何两类药物的联用都是可行的。其中又以 β 受体阻断药加二氢吡啶类钙通道阻滞药和 ACE 抑制药加钙通道阻滞药的联用效果较好。不同作用机制的药物联合应用多数能起协同作用。这样可使两种药物的用量均减少，副作用得以减轻。而且，有些药物的联用可以相互抵消某些副作用。

制剂及用法

氢氯噻嗪（hydrochlorothiazide） 片剂：每片 25mg。口服，每次 12.5～25mg，1～2 次／天。

硝苯地平（nifedipine） 片剂（心痛定片）：每片 10mg。每次 5～10mg，3 次／天，口服。遮光密闭保存。

尼群地平（nitrendipine） 片剂：每片 10mg，20mg。口服，每次 10～20mg，1～2 次／天，维持量 10～20mg/d。

拉西地平（lacidipine） 片剂：每片 2mg，4mg。口服，4mg，1 次/天。

氨氯地平（amlodipine，络活喜） 片剂：每片 5mg。口服，5～10mg，1 次／天。

盐酸普萘洛尔（propranolol hydrochloride） 片剂：每片 10mg。口服，每次 10～20mg，3～4 次／天，以后每周增加剂量 10～20mg，直至达到满意疗效，一般每日用量以不超过 300mg 为宜。遮光密闭保存。

阿替洛尔（atenolol） 片剂：每片 25mg，50mg，100mg。口服，每片 50～100mg，1 次/天。

美托洛尔（metoprolol） 片剂：每片 50mg，100mg。口服，50～100mg/d，分 2～3 次服，可逐渐加量。必要时可增至 200mg/d。维持量为 50～200mg/d。缓释剂美托洛尔可每日给药一次，每次 50～100mg。

拉贝洛尔（labetalol） 片剂：每片 0.1g，0.2g。口服，开始时，每次 0.1g，2～3 次／天，如疗效不佳，可增至每次 0.2g，3～4 次／天；一般对轻、中、重度高血压的剂量分别为 0.3～0.8g/d、0.6～1.2g/d、1.2～2.4g/d。

卡托普利（captopril） 片剂：每片 25mg，50mg，100mg。口服。开始每次 25mg，3 次／天，饭前服，逐增至每次 50mg，3 次／天；最大剂量：450mg/d。

马来酸依拉普利（enalapril） 片剂：每片 5mg，10mg。口服，开始时，2.5～5mg/d，治疗量为 2.5～40mg/d，可 1 次或分两次服用。

氯沙坦（losartan） 片剂：每片 25mg，50mg。口服，每次 25mg，2 次/天。

盐酸可乐定（clonidine hydrochloride） 片剂：每片 0.075mg。口服，每次 0.075～0.15mg，1～3 次／天，根据病情可逐渐增加剂量，极量：每次 0.4～0.6mg。注射剂：0.15mg/ml，肌注或静注，每次 0.15～0.3mg，必要时每 6 小时重复一次。遮光密闭保存。滴眼用 0.25% 溶液 1～2 滴，2～3 次／天。

盐酸哌唑嗪（prazosin hydrochloride） 胶囊剂：每胶囊 1mg，2mg，5mg；片剂：每片 0.5mg，1mg，2mg。口服，首次 0.5mg，然后每次 1mg，3 次／天。一

般每隔 2～3 天增加 1mg。

盐酸肼屈嗪（hydralazine hydrochloride）　片剂：每片 10mg，25mg，50mg。口服，最初剂量：每次 10～25mg，3 次/天，以后按需要增至每次 50mg，3 次/天。最大剂量不能超过 200mg/d。应遮光、密闭、干燥处保存。

硝普钠（sodium nitroprusside）　粉针剂：每支 50mg。静滴：50mg 以 5%葡萄糖溶液 2～3ml 溶解，然后根据所需浓度再稀释于 250ml、500ml 或 1000ml 的 5%葡萄糖溶液中，缓慢静滴（容器避光），根据临床症状与血压调整药量，滴速不超过 3μg/（kg·min）。配制时间超过 4 小时的溶液不宜使用。本品为鲜红色透明结晶性粉末，遮光（并加黑纸包裹）、密闭保存。

硫酸胍乙啶（guanethidine sulfate）　片剂：每片 10mg，25mg。口服，开始，每次 5～10mg，1～2 次/天，以后每周递增 10mg/d，血压控制后改为维持量，一般每日用量 20～80mg。

米诺地尔（minoxidil）　片剂：每片 2.5mg。口服，开始每次 2.5mg，2 次/天，以后逐渐增至每次 5～10mg，2 次/天。遮光密闭保存。

第六章　治疗心力衰竭的药物

心力衰竭（heart failure，HF）是由各种心脏疾病导致心功能不全的一种临床综合征。绝大多数情况下是指心肌收缩力下降使心排血量不能满足机体代谢的需要，导致器官、组织血液灌流不足，同时出现体循环和（或）肺循环淤血的表现。少数情况下心肌收缩力尚可维持正常心排血量，但由于异常增高的左心室充盈压，导致肺静脉回流受阻，肺循环淤血，称舒张性心力衰竭，常见于冠心病和高血压心脏病心功能不全的早期或原发性肥厚型心肌病。心力衰竭时通常伴有体循环和（或）肺循环的被动性充血故又称充血性心力衰竭（congestive heart failure，CHF）。目前临床上"心功能不全"常用以表示心脏收缩或舒张功能已不正常，但尚未出现临床症状。

第一节　心力衰竭的病理生理学及治疗心力衰竭药物的分类

一、心力衰竭的病理生理学

（一）心力衰竭时心肌功能及结构变化

1. 心肌功能变化

心力衰竭是各种心脏疾病导致的心肌受损，表现为左心、右心或全心功能障碍。大多数患者以收缩性心力衰竭为主，心肌收缩力减弱，心输出量减少，射血分数下降明显，组织器官灌流不足，收缩性心力衰竭者对正性肌力药物反应良好。少数患者以舒张功能障碍为主，主要是心室的充盈异常，心室舒张受限和不协调，心室顺应性降低，心输出量减少，心室舒张末期压增高，体循环和（或）肺循环淤血，其射血分数下降不明显甚至可维持正常，对正性肌力药物疗效差。极少数由贫血、甲状腺功能亢进、动静脉瘘等所致的心力衰竭，心输出量并不减少甚或增高，表现为高输出量心力衰竭，该类患者用本章讨论的治疗心力衰竭的药物难于奏效。

2. 心脏结构变化

心力衰竭发病过程中，心肌处在长期的超负荷状态，心肌缺血、缺氧、心肌细胞能量生成障碍，心肌过度牵张，心肌细胞内 Ca^{2+} 超载等病理生理改变引发心肌细胞肥大、心肌细胞凋亡、心肌细胞外基质（extracellular matrix，ECM）堆积，胶原量增加，胶原网受到破坏，心肌组织纤维化等，心肌组织发生重构（remodeling），表现为心肌肥厚、心腔扩大、心脏的收缩功能和舒张功能障碍。

（二）心力衰竭时神经内分泌变化

心功能障碍时全身性、局部性神经-体液调节发生一系列变化（图 6-1），主要表现在：

1. 交感神经系统激活

心力衰竭时，心肌收缩力减弱、心输出量下降，交感神经系统活性会反射性增高。这些变化在心衰早期可起到一定的代偿作用，但长期的交感神经系统的激活可使心肌后负荷及耗氧量增加，促进心肌肥厚，诱发心律失常甚至猝死。此外，高浓度的去甲肾上腺素尚可直接导致心肌细胞凋亡、坏死，使病情恶化。

2. 肾素-血管紧张素-醛固酮系统（RAAS）激活

心力衰竭时，肾血流量减少，RAAS 被激活，RAAS 的激活在心功能不全早期有一定的代偿作用，长期的 RAAS 激活，使全身小动脉强烈收缩，促进肾上腺皮质释放醛固酮而致水钠潴留、低钾，增加心脏的负荷而加重心力衰竭，RAAS 的激活可促进多种生长因子基因的表达、促进细胞生长、促原癌基因表达及增加细胞外基质合成等作用，从而引起心肌肥厚、心室重构。

3. 精氨酸加压素（arginine vasopressin，AVP）增多

心力衰竭时患者血中 AVP 含量增加，AVP 通过特异受体（V_1）与 G 蛋白偶联，激活磷脂酶 C（PLC），产生 IP_3 和 DAG，使血管平滑肌细胞内 Ca^{2+} 增加而收缩血管，增加心脏负荷。

4. 血液及心肌组织中内皮素（endothelin，ET）增多

心力衰竭时多种刺激因素如低氧、氧自由基、Ang Ⅱ 等都能促使内膜下心肌以自分泌、旁分泌方式产生内皮素，产生强烈收缩血管作用和正性肌力作用。此外，内皮素还有明显的促生长作用而引起心室重构。

心力衰竭时心房利钠肽（atrial natriuretic peptide，ANP）和脑利钠肽（brain natriuretic peptide，BNP）、肾上腺髓质素（adrenomedullin，AM）分泌增多，产生舒血管、减少水钠潴留等对改善心衰的病理变化有益的作用。

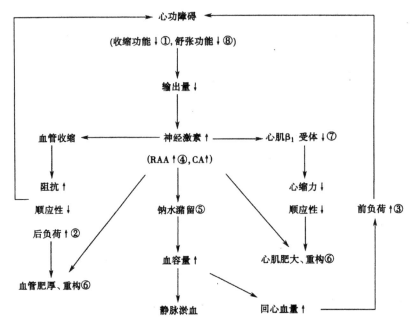

图 6-1　心功障碍的病理生理学及药物作用的环节

RAA：肾素-血管紧张-醛固酮；CA：儿茶酚胺；①正性肌力药；②减后负荷药；③减前负荷药；④抗 RAA 系统的药；⑤利尿药；⑥改善心血管病理变化的药物；⑦β 受体阻断药；⑧改善舒张功能的药物

(三) 心力衰竭时心肌肾上腺素 β 受体信号转导的变化

心力衰竭时最早且最常见的变化是交感神经系统的激活，交感神经长期激活可致心肌 β 受体信号转导发生下列变化：

1. β_1 受体下调

心力衰竭时心肌 β_1 受体密度降低，数目减少，以减轻去甲肾上腺素对心肌的损害。

2. β_1 受体与兴奋性 G_s 蛋白脱偶联或减敏

心力衰竭时 G_s 蛋白数量减少，活性下降，而抑制性 G_i 蛋白数量增多或活性提高，G_s/G_i 比值下降，使心脏对 β_1 受体激动药的反应性降低。同时，腺苷酸环化酶（AC）活性下降，cAMP 生成减少，细胞内 Ca^{2+} 减少，心肌收缩功能障碍。

3. G 蛋白偶联受体激酶（GRKs）活性增加

GRKs 是一受体特异性激酶，它只能磷酸化已被激动剂占领并与 G 蛋白相偶联的受体。受体被 GRKs 磷酸化后形成磷酸化受体，后者又与另一称为阻碍素（arrestin）的抑制蛋白结合而与 G 蛋白脱偶联，使受体减敏。已发现心力衰竭时心肌中 GRKs 活性增加一倍，心力衰竭时 β_1 受体下调与 GRKs 和阻碍素调节有关。

二、治疗心力衰竭药物的分类

根据药物的作用及作用机制，治疗心力衰竭的药物可分为以下几类：

1. 肾素—血管紧张素—醛固酮系统抑制药

（1）血管紧张素 I 转化酶抑制药：卡托普利等。

（2）血管紧张素 II 受体（AT_1）拮抗药：氯沙坦等。

（3）醛固酮拮抗药：螺内酯。

2. 利尿药

氢氯噻嗪、呋塞米等。

3. β 受体阻断药

美托洛尔、卡维地洛等。

4. 正性肌力药

（1）强心苷类药：地高辛等。

（2）非苷类正性肌力药：米力农、维司力农等。

5. 扩血管药

硝普钠、硝酸异山梨酯、肼屈嗪、哌唑嗪等。

6. 钙增敏药及钙通道阻滞药。

第二节　肾素-血管紧张素-醛固酮系统抑制药

血管紧张素 I 转化酶（ACE）抑制药和血管紧张素 II 受体（AT_1）拮抗药是用于心功能不全治疗最重要的药物之一。ACE 抑制药能防止和逆转心室的重构，提高心脏及血管的顺应性，不仅能缓解心力衰竭的症状、提高生活质量，而且显著降低心衰患者的病死率、改善预后。故这类药物作为心力衰竭治疗的一线用药广泛用于临床。

一、血管紧张素 I 转化酶抑制药

临床常用于治疗 CHF 的 ACE 抑制药有卡托普利（captopril）、依那普利（enalapril）、西拉普利（cilazapril）、贝那普利（benazapril）、培哚普利（perindopril）、雷米普利（ramipril）及福辛普利（fosinopril）等，它们的作用基本相似。

【治疗 CHF 的作用机制】

1. 降低外周血管阻力，降低心脏后负荷

ACE 抑制药可抑制血管紧张素转化酶（ACE），抑制体循环及局部组织中血管紧张素 I（Ang I）向血管紧张素 II（Ang II）的转化，使血液及组织中 Ang II 含量降低，从而减弱了 Ang II 的收缩血管作用；ACE 抑制药还能抑制缓激肽的降解，使血中缓激肽含量增加，缓激肽可促进 NO 和 PGI_2 生成，发挥扩血管、降低心脏后负荷作用。

2. 减少醛固酮生成

减轻钠水潴留，降低心脏前负荷。

3. 抑制心肌及血管重构

Ang II 及醛固酮是促进心肌细胞增生、胶原含量增加、心肌间质纤维化，导致心肌及血管重构的主要因素。用不影响血压的小量 ACE 抑制药即可减少 Ang II 及醛固酮的形成，防止和逆转心肌与血管重构，改善心功能。

4. 对血流动力学的影响

ACE 抑制药降低全身血管阻力，增加心输出量，并能降低左室充盈压、左室舒张末压，降低室壁张力，改善心脏的舒张功能，降低肾血管阻力，增加肾血流量。用药后症状缓解，运动耐力增加。

5. 降低交感神经活性

Ang II 通过作用于交感神经突触前膜血管紧张素受体（AT_1 受体）促进去甲肾上腺素释放，并可促进交感神经节的神经传递功能。Ang II 尚可作用于中枢神经系统的 AT_1 受体，促进中枢交感神经的冲动传递，进一步加重心肌负荷及心肌损伤。ACE 抑制药亦可通过其抗交感作用进一步改善心功能；ACE 抑制药能恢复下调的 β 受体的数量，并增加 Gs 蛋白量而增强腺苷酸环化酶活性，直接或间接降低血中儿茶酚胺和精氨酸加压素的含量，提高副交感神经张力。

【临床应用】　　ACE 抑制药对各阶段心力衰竭患者均有作用，既能消除或缓解 CHF 症状、提高运动耐力、改进生活质量，防止和逆转心肌肥厚、降低病死率，还可延缓尚未出现症状的早期心功能不全者的进展，延缓心力衰竭的发生。故现已作为治疗心力衰竭的一线药物广泛用于临床，特别是对舒张性心力衰竭者疗效明显优于传统药物地高辛。

二、血管紧张素Ⅱ受体（AT$_1$）拮抗药

本类药物可直接阻断 Ang Ⅱ 与其受体的结合，发挥拮抗作用。它们对 ACE 途径产生的 Ang Ⅱ 及对非 ACE 途径，如糜酶（chymase）途径产生的 Ang Ⅱ 都有拮抗作用；因拮抗 Ang Ⅱ 的促生长作用，也能预防及逆转心血管的重构；干扰肾素-血管紧张素系统而不抑制激肽酶，因此具有 ACE 抑制药的所有益处，减少不良反应。

此类药物常用的有氯沙坦（losartan）、缬沙坦（valsartan）及厄贝沙坦（irbesartan）、坎地沙坦（candesartan）、依普沙坦（eprosartan）、替米沙坦（telmisartan）、奥美沙坦（olmesartan）。本类药物对 CHF 的作用与 ACE 抑制药相似，不良反应较少，不易引起咳嗽、血管神经性水肿等。这可能与沙坦类药物不影响缓激肽代谢有关。常作为对 ACE 抑制药不耐受者的替代品。

三、抗醛固酮药

CHF 时血中醛固酮的浓度可明显增高达 20 倍以上，大量的醛固酮除了保钠排钾外，尚有明显的促生长作用，特别是促进成纤维细胞的增殖，刺激蛋白质与胶原蛋白的合成，引起心房、心室、大血管的重构，加速心衰恶化。此外，它还可阻止心肌摄取 NE，使 NE 游离浓度增加而诱发冠状动脉痉挛和心律失常，增加心衰时室性心律失常和猝死的可能性。

临床研究证明，在常规治疗的基础上，加用螺内酯（spimnolacton）可明显降低 CHF 病死率，防止左室肥厚时心肌间质纤维化，改善血流动力学和临床症状。CHF 时单用螺内酯仅发挥较弱的作用，但与 ACE 抑制药合用则可同时降低 Ang Ⅱ 及醛固酮水平，既能进一步减少患者的病死率，又能降低室性心律失常的发生率，效果更佳。

第三节　利尿药

利尿药在心衰的治疗中起着重要的作用，目前仍作为一线药物广泛用于各种心力衰竭的治疗。

利尿药促进 Na^+、H_2O 的排泄，减少血容量，降低心脏前负荷，改善心功能；降低静脉压，消除或缓解静脉淤血及其所引发的肺水肿和外周水肿。对 CHF 伴有水肿或有明显淤血者尤为适用。

对轻度 CHF，单独应用噻嗪类利尿药多能收到良好疗效；对中、重度 CHF 或单用噻嗪类疗效不佳者，可用袢利尿药或噻嗪类与保钾利尿药合用；对严重 CHF、慢性 CHF 急性发作、急性肺水肿或全身水肿者，噻嗪类药物常无效，宜静脉注射呋塞米（furosemide）。保钾利尿药作用较弱，多与其他利尿药如袢利尿药等合用，能有效拮抗 RAAS 激活所致的醛固酮水平的升高，增强利尿效果及防止失钾，还可抑制心肌细胞胶原增生和防止纤维化。

大剂量利尿药可减少有效循环血量，进而降低心排血量，故大量的利尿常可加重心力衰竭。大剂量利尿药尚可因减少血容量而导致反射性交感神经兴奋，减少肾血流量，加重组织器官灌流不足，加重肝肾功能障碍，导致心力衰竭恶化。利尿药引起的电解质平衡紊乱，尤其是排钾利尿药引起的低钾血症，是 CHF 时诱发心律失常的常见原因之一，特别是与强心苷类合用时更易发生。应注意补充钾盐或与保钾利尿药合用。

第四节　β受体阻断药

心力衰竭时应用 β 受体阻断药虽有抑制心肌收缩力，加重心功能障碍的可能，但自 20 世纪 70 年代中期应用 β 受体阻断药治疗 CHF 有效后，对卡维地洛（carvedilol）、比索洛尔（bisoprolol）和美托洛尔（metoprolol）的临床试验证明，长期应用可以改善 CHF 的症状，提高射血分数，改善患者的生活质量，降低死亡率。目前已被推荐作为治疗慢性心力衰竭的常规用药。β 受体阻断药与 ACE 抑制药合用尚能进一步增加疗效。

【治疗 CHF 的作用机制】

1. 拮抗交感活性

交感神经系统与 RAAS 的激活是 CHF 时最重要的神经-体液变化。β 受体阻断药通过阻断心脏 β 受体、拮抗过量儿茶酚胺对心脏的毒性作用，防止过量儿茶酚胺所致的大量 Ca^{2+} 内流，并减轻由此导致的大量能量消耗与线粒体损伤，避免心肌细胞坏死；改善心肌重构；减少肾素释放，抑制 RAAS，防止高浓度 AngⅡ 对心脏的损害；上调心肌 β 受体的数量，恢复其信号转导能力；改善 β 受体对儿茶酚胺的敏感性。需要注意的是，以往曾认为上调心肌 β 受体是 β 受体阻断药用于 CHF 的主要机制，但卡维地洛并无上调 β 受体的作用，对 CHF 仍有效，说明上调 β 受体并不是 β 受体阻断药治疗心力衰竭的唯一机制。此外，卡维地洛兼有阻断 α_1 受体、抗氧化等作用，表现出较全面的抗交感神经作用。

2. 抗心律失常与抗心肌缺血作用 β 受体

阻断药具有明显的抗心肌缺血及抗心律失常作用，后者也是其降低 CHF 病死率和猝死的重要机制。

【临床应用】　β 受体阻断药对扩张型心肌病及缺血性 CHF，长期应用可阻止临床症状恶化、改善心功能、降低猝死及心律失常的发生率。初期应用 β 受体阻断药可使血压下降、心率减慢、充盈压上升、心输出量下降、心功能恶化，故应注意选择适应证，应用时宜从小剂量开始，并与强心苷合并应用，以消除其负性肌力作用。

【注意事项】　应用 β 受体阻断药治疗 CHF 时，应注意下列情况：

1. 正确选择适应证

以扩张型心肌病 CHF 的疗效最好。

2. 长期应用

一般心功能改善的平均奏效时间为 3 个月，心功能改善与治疗时间呈正相关。

3. 应从小剂量开始

逐渐增加至患者既能够耐受又不加重病情的剂量，如开始时剂量偏大必然导致病情的加重。

4. 应合并使用其他抗 CHF 药

临床经验表明，CHF 时应合并应用利尿药、ACE 抑制药和地高辛，以此作为基础治疗措施。如应用 β 受体阻断药时撤除原有的治疗用药，或这些治疗强度不够，均可导致 β 受体阻断药的治疗失败。

总之，用 β 受体阻断药治疗 CHF 尚需不断总结经验。对严重心动过缓、严重左室功能减退、明显房室传导阻滞、低血压及支气管哮喘者慎用或禁用。

第五节　正性肌力药物

一、强心苷类

强心苷（cardiac glycosides）是一类具有强心作用的苷类化合物（图 6-2）。

可供使用的制剂有地高辛（digoxin）、洋地黄毒苷（digitoxin）、毛花苷丙（cedi-lanid）和毒毛花苷 K（strophanthin K）。临床常用的为地高辛。

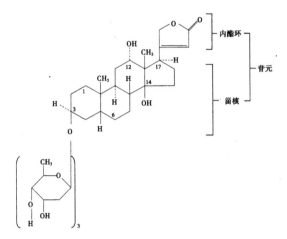

图 6-2　强心苷的化学结构

【药理作用及机制】

（一）对心脏的作用

1. 正性肌力作用（positive inotropic action）

强心苷对心脏具有高度的选择性，能显著加强衰竭心脏的收缩力，增加心输出量，从而解除心衰的症状。强心苷的正性肌力作用有以下特点：①加快心肌纤维缩短速度，使心肌收缩敏捷（图 6-3），因此舒张期相对延长；②加强衰竭心肌收缩力，增加心输出量的同时，并不增加心肌耗氧量，甚至使心肌耗氧量有所降低。

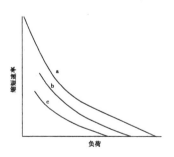

图 6-3　离体心肌负荷与缩短速率的关系

a. 足量哇巴因 b. 半足量哇巴因 c. 对照

强心苷正性肌力作用的机制

目前认为，强心苷与心肌细胞膜上的强心苷受体 Na^+-K^+-ATP 酶结合并抑制其活性，导致钠泵失灵，使细胞内 Na^+ 量增加，K^+ 减少，细胞内 Na^+ 量增多后，又通过 Na^+-Ca^{2+} 双向交换机制，或使 Na^+ 内流减少，Ca^{2+} 外流减少，或使 Na^+ 外流增加，Ca^{2+} 内流增加，最终导致心肌细胞内 Ca^{2+} 增加，心肌的收缩加强（图 6-4）。

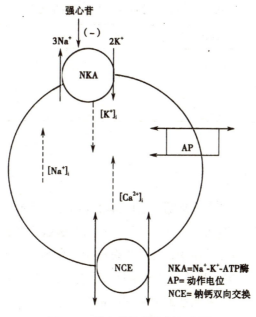

图 6-4 强心苷作用机制示意图

2. 减慢心率作用（负性频率，negative chronotropic action）

治疗量的强心苷对正常心率影响小，但对心率加快及伴有房颤的心功能不全者则可显著减慢心率。心功能不全时由于反射性交感神经活性增强，使心率加加快。应用强心苷后心搏出量增加，反射性地兴奋迷走神经，抑制窦房结，使心率减慢。强心苷减慢心率的另一个机制是增加心肌对迷走神经的敏感性，故强心苷过量所引起的心动过缓和传导阻滞可用阿托品对抗。

3. 对传导组织和心肌电生理特性的影响

强心苷对传导组织和心肌电生理特性的影响比较复杂（表6-1）。治疗剂量下，缩短心房和心室的动作电位时程和有效不应期；强心苷因改善心功能反射性地兴奋迷走神经及对迷走神经中枢的兴奋作用，可降低窦房结自律性，减慢房室传导；强心苷可因兴奋迷走神经，促进 K^+ 外流，使心房肌细胞静息电位加大，加快心房的传导速度。高浓度时，强心苷可过度抑制 Na^+-K^+-ATP 酶，使细胞失钾，最大舒张电位减小（负值减小），使自律性提高，K^+ 外流减少而使 ERP 缩短，细胞内 Ca^{2+} 增加可引起 Ca^{2+} 振荡、早后除极、迟后除极等；中毒剂量下，强心苷也可增强中枢交感活动。故强心苷中毒时可出现各种心律失常，以室性期前收缩、室性心动过速多见。

表6-1　强心苷对心肌电生理特性的影响

电生理特性	窦房结	心房	房室结	普肯耶纤维
自律性	↓		↑	
传导性		↑	↓	↓
有效不应期	↓			↓

（二）对神经和内分泌系统的作用

中毒剂量的强心苷可兴奋延髓极后区催吐化学感受区而引起呕吐，还可兴奋交感神经中枢，明显地增加交感神经冲动发放，而引起快速型心律失常。强心苷的减慢心率和抑制房室传导作用也与其兴奋脑干副交感神经中枢有关。

强心苷还能降低 CHF 患者血浆肾素活性，进而减少血管紧张素Ⅱ及醛固酮含量，对心功能不全时过度激活的 RAAS 产生拮抗作用。

（三）利尿作用

强心苷对心功能不全患者有明显的利尿作用。主要是心功能改善后增加了肾血流量和肾小球的滤过功能。此外，强心苷可直接抑制肾小管 Na^+-K^+-ATP 酶，减少肾小管对 Na^+ 的重吸收，促进钠和水排出，发挥利尿作用。

（四）对血管的作用

强心苷能直接收缩血管平滑肌，使外周阻力上升，这一作用与交感神经系统及心排血量的变化无关。但 CHF 患者用药后，因交感神经活性降低的作用超过直接收缩血管的效应，因此血管阻力下降、心排血量及组织灌流增加、动脉压不变或略升。

【体内过程】　强心苷类药物化学结构相似，作用性质相同，但由于侧链的不同，导致它们药代动力学上的差异。洋地黄毒苷脂溶性高，口服吸收好，大多经肝代谢后代谢产物经肾排出，也有相当一部分经胆道排出而形成肝肠循环，$t_{1/2}$长达5～7天，故作用维持时间也较长，属长效强心苷。中效类的地高辛口服生物利用度个体差异大，不同厂家、不同批号的相同制剂也可有较大差异，临床应用时应注意调整剂量。人群中大约10%的人肠道菌群可灭活地高辛，当应用抗生素时可能引起血药浓度的升高，而增加毒性反应。口服吸收的地高辛分布广泛，能通过血脑屏障；约2/3的地高辛以原形经肾脏排出，$t_{1/3}$3～6小时，背功能不良者应适当减量。毛花苷丙及毒毛花苷K口服不吸收，需静脉用药，绝大部分以原形经肾脏排出，显效快，作用维持时间短，属短效类。

【临床应用】

1. 治疗心力衰竭

在过去几十年对心力衰竭的治疗中，强心苷加利尿药几乎用于每一位心力衰竭的患者，但随着对心力衰竭病理生理认识的不断加深及对ACE抑制药、β受体阻断药临床疗效的肯定，强心苷现多用于以收缩功能障碍为主，对利尿药、ACE抑制药、β受体阻断药疗效欠佳者。

不同原因所致的心力衰竭因病情不同，其疗效有一定的差异：对有心房纤颤伴心室率快的心力衰竭疗效最佳；对瓣膜病、风湿性心脏病（高度二尖瓣狭窄的病例除外）、冠状动脉粥样硬化性心脏病和高血压性心脏病所导致的心功能不全疗效较好；对肺源性心脏病、活动性心肌炎（如风湿活动期）或严重心肌损伤，疗效也较差，且容易发生中毒；对扩张性心肌病，心肌肥厚、舒张性心力衰竭者不应选用强心苷，而应首选β受体阻断药、ACE抑制药。

2. 治疗某些心律失常

（1）心房纤颤：心房纤颤的主要危害是心房过多的冲动下传至心室，引起心室率过快，心输出量减少。强心苷主要是通过兴奋迷走神经或对房室结的直接作用减慢房室传导、增加房室结中隐匿性传导、减慢心室率、增加心排血量，从而改善循环障碍，但对多数患者并不能终止心房纤颤。

（2）心房扑动：由于心房扑动的冲动较强而规则，更易于传入心室，所以心室率快而难于控制。强心苷是治疗心房扑动最常用的药物，强心苷可不均一地缩短心房的有效不应期，使扑动变为颤动，强心苷在心房纤颤时更易增加房室结隐匿性传导而减慢心室率，同时有部分病例在转变为心房纤颤后停用强心苷可恢复窦性节律。这是因为停用强心苷后，相当于取消了缩短心房不应期的作用，也就是使心房的有效不应期延长，从而使折返冲动落于不应期而终止折返激动，恢复窦性节律。

（3）阵发性室上性心动过速：强心苷可增强迷走神经功能，降低心房的兴奋性而终止阵发性室上性心动过速的发作。

【不良反应及防治】 强心苷治疗安全范围小，一般治疗量已接近中毒剂量的 60%，而且生物利用度及：对强心苷敏感性的个体差异较大，故易发生不同程度的毒性反应。特别是当低血钾、高血钙、低血镁、心肌缺氧、酸碱平衡失调、发热、心肌病理损害、肾功能不全、高龄及合并用药等因素存在时更易发生。

1. 心脏反应

是强心苷最严重、最危险的不良反应，约有 50% 的病例发生各种类型心律失常。

（1）快速型心律失常：强心苷中毒最多见和最早见的是室性期前收缩，约占心脏毒性发生率的 1/3，也可发生二联律、三联律及心动过速，甚至发生室颤。

强心苷引起快速型心律失常的机制除因 Na^+-K^+-ATP 酶被高度抑制外，也与强心苷引起的迟后除极有关。据此，近来有人主张应用 Ca^{2+} 通道阻滞药治疗由强心苷中毒所引起的快速型心律失常。

（2）房室传导阻滞：强心苷引起的房室传导阻滞除与提高迷走神经兴奋性有关外，还与高度抑制 Na^+-K^+-ATP 酶有关。因为细胞失钾，静息膜电位变小（负值减少），使零相除极速率降低，故发生传导阻滞。

（3）窦性心动过缓：强心苷可因抑制窦房结、降低其自律性而发生窦性心动过缓，有时可使心率降至 60 次/分以下。一般应作为停药的指征之一。

氯化钾是治疗由强心苷中毒所致的快速型心律失常的有效药物。钾离子能与强心苷竞争心肌细胞膜上的 Na^+-K^+-ATP 酶，减少强心苷与酶的结合，从而减轻或阻止毒性的发生和发展。钾与心肌的结合比强心苷与心肌的结合疏松，强心苷中毒后补钾只能阻止强心苷继续与心肌细胞的结合，而不能将已与心肌细胞结合的强心苷置换出来，故防止低血钾比治疗补钾更重要。补钾时不可过量，同时还要注意患者的肾功能情况，以防止高血钾的发生，对并发传导阻滞的强心苷中毒不能补钾盐，否则可致心脏停搏。

对心律失常严重者还应使用苯妥英钠。苯妥英钠不仅有抗心律失常作用，还能与强心苷竞争 Na^+-K^+-ATP 酶，恢复该酶的活性，因而有解毒效应。

利多卡因可用于治疗强心苷中毒所引起的室性心动过速和心室纤颤。

对强心苷中毒所引起的心动过缓和房室传导阻滞等缓慢型心律失常，不宜补

K^+，可用 M 受体阻断药阿托品治疗。

国外应用地高辛抗体治疗严重危及生命的地高辛中毒。地高辛抗体的 Fab 片段对强心苷有高度选择性和强大亲和力，能使强心苷自 Na^+–K^+–ATP 酶的结合中解离出来，对严重中毒有明显效果。

2. 胃肠道反应

是最常见的早期中毒症状。主要表现为厌食、恶心、呕吐及腹泻等。剧烈呕吐可导致失钾而加重强心苷中毒，所以应注意补钾或考虑停药。

3. 中枢神经系统反应

主要表现有眩晕、头痛、失眠、疲倦和谵妄等症状及视觉障碍，如黄视、绿视症及视物模糊等。视觉异常通常是强心苷中毒的先兆，可作为停药的指征。

【药物相互作用】　奎尼丁能使地高辛的血药浓度增加一倍，两药合用时，应减少地高辛用量的 30%～50%，否则易发生中毒，尤其是心脏毒性。其他抗心律失常药胺碘酮、钙通道阻滞药、普罗帕酮等也能提高地高辛血药浓度。地高辛与维拉帕米合用时，可使地高辛的血药浓度升高 70%，引起缓慢型心律失常，因为维拉帕米能抑制地高辛经肾小管分泌，减少消除，故二药合用时，宜减少地高辛用量的 50%。

苯妥英钠因能增加地高辛的清除而降低地高辛血药浓度。

拟肾上腺素药可提高心肌自律性，使心肌对强心苷的敏感性增高，而导致强心苷中毒。

排钾利尿药可致低血钾而加重强心苷的毒性。呋塞米还能促进心肌细胞 K^+ 外流，所以强心苷与排钾利尿药合用时，应根据患者的肾功能状况适量补钾。

二、非苷类正性肌力药

非苷类正性肌力药包括 β 受体激动药及磷酸二酯酶（PDE）抑制药等。由于这类药物可能增加心衰患者的病死率，故不宜作常规治疗用药。

（一）儿茶酚胺类

β 受体参与维持正常心脏功能。但是，CHF 时交感神经处于激活状态，内源性儿茶酚胺的长期影响使 β 受体，尤其是 β_1 受体向下调节，β 受体与 Gs 蛋白脱偶联；心肌细胞中 Gs 与 Gi 蛋白平衡失调，对儿茶酚胺类药物及 β 受体激动药的敏感性下降。在后期更是病情恶化的主要因素之一，而且易引起心率加快和心律失常，因此 β 受体激动药主要用于强心苷反应不佳或禁忌者，更适用于伴有心率减慢或传导阻滞的患者。

多巴胺

多巴胺（dopamine）小剂量时激动 D_1、D_2 受体，扩张肾、肠系膜及冠状血管，增加肾血流量和肾小球滤过率，促进排钠。稍大剂量激动 β 受体，并促使 NE 释放，抑制其摄取，故能增加外周血管阻力、加强心肌收缩性、增加心输出量。大剂量时激动 α 受体，致血管收缩，心脏后负荷增高。故多巴胺多用于急性心力衰竭，常作静脉滴注。

多巴酚丁胺

多巴酚丁胺（dobutamine）主要激动心脏 $β_1$ 受体，对 $β_2$ 受体及 $α_1$ 受体作用较弱，能明显增强心肌收缩性，降低血管阻力，提高衰竭心脏的心脏指数，增加心排血量。

主要用于对强心苷反应不佳的严重左室功能不全和心肌梗死后心功能不全者，但血压明显下降者不宜使用。

异布帕明

异布帕明（ibopamine）作用与多巴胺相似，激动 D_1、D_2、β 和 $α_1$ 受体。可口服，能加强心肌收缩性，减低外周血管阻力，增加心排血量，有显著的利尿、改善肾功能的作用。故能改善 CHF 症状，提高运动耐力。早期应用可减缓病情恶化。

（二）磷酸二酯酶抑制药

磷酸二酯酶抑制药（phosphodiesterase inhibitor，PDEI）通过抑制 PDE-Ⅲ 而明显提高心肌细胞内 cAMP 含量，增加细胞内钙浓度，发挥正性肌力和血管舒张双重作用，缓解心衰症状，属正性肌力扩血管药（inodilating drugs）。但这类药物是否能降低心衰患者的病死率和延长其寿命，目前尚有争论。主要用于心衰时作短时间的支持疗法，尤其是对强心苷、利尿药及血管扩张药反应不佳的患者。

米力农（milrinone，甲氰吡酮）和氨力农（amrinone，氨吡酮）为双吡啶类衍生物。氨力农的不良反应较严重，常见的有恶心、呕吐，心律失常的发生率也较高，此外尚有血小板减少和肝损害。米力农为氨力农的替代品，抑酶作用较之强 20 倍，不良反应较氨力农少，但仍有室上性及室性心律失常、低血压、心绞痛样疼痛及头痛等。并有报道其能增加病死率。现仅供短期静脉给药治疗急性心力衰竭。

维司力农（vesnarinone）是一种口服有效的正性肌力药物，并兼有中等程度的扩血管作用。其作用机制较复杂，能选择性地抑制 PDE-Ⅲ，但对 PDE-Ⅲ 的抑制作用比米力农、氨力农等双吡啶类弱。除抑制 PDE-DI 外，还能激活 Na^+ 通道，促进 Na^+ 内流；抑制 K^+ 通道，延长动作电位时程；因 cAMP 的增加而促进 Ca^{2+} 内流，使细胞内 Ca^{2+} 量增加，还可增加心肌收缩成分对 Ca^{2+} 的敏感性；抑制 TNF-α 和干扰素-γ 等细胞因子的产生和释放。临床应用可缓解心衰患者的症状，提高生活质量。

匹莫苯（pimobendan）是苯并咪唑类衍生物。该药除抑制 PDE-Ⅲ 外，还能提高心肌收缩成分对细胞内 Ca^{2+} 的敏感性，使心肌收缩力加强。该作用机制可在不增加 Ca^{2+} 量的前提下，就能提高心肌收缩性，避免因细胞内 Ca^{2+} 过多所引起的心律失常和细胞损伤甚至死亡，属于"钙增敏药"，是开发正性肌力药物的新方向。

临床试验表明匹莫苯可增加患者运动耐力，减轻心衰症状，减少发作次数，对中度和重度心衰患者有效，而且，该药不良反应低于双吡啶类药物。

第六节　扩血管药

扩血管药物因迅速降低心脏的前、后负荷可改善急性心力衰竭症状，一些长期的临床观察资料提示肼屈嗪、硝酸异山梨酯还可减轻心肌的病理重构。

扩血管药治疗心功能不全的机制为：扩张静脉，使静脉回心血量减少，降低心脏的前负荷，进而降低肺楔压、左心室舒张末压（LVEDP）等，缓解肺部淤血症状；扩张小动脉，降低外周阻力，降低心脏的后负荷，增加心输出量，增加动脉供血，缓解组织缺血症状，并可弥补或抵消因小动脉扩张而可能发生的血压下降和冠状动脉供血不足等不利影响。

硝酸酯类

硝酸甘油（nitroglycerin）和硝酸异山梨酯（isosorbide dinitrate）的主要作用是扩张静脉，使静脉容量增加、右房压力降低，减轻肺淤血及呼吸困难，另外还能选择性地舒张心外膜的冠状血管，在缺血性心肌病时增加冠脉血流而提高其心室的收缩和舒张功能，解除心衰症状，提高患者的运动耐力。

肼屈嗪

肼屈嗪（hydralazine）能扩张小动脉，降低心脏后负荷，增加心输出量，也较明显增加肾血流量。因能反射性激活交感神经及 RAAS，故长期单独应用疗效难以持续。主要用于肾功能不全或对 ACE 抑制药不能耐受的 CHF 者。

硝普钠

硝普钠（nitroprusside sodium）能扩张小静脉和小动脉，降低心脏前、后负荷。口服无效，静脉滴注后 2～5 分钟见效，故可快速控制危急的 CHF。适用于需迅速降低血压和肺楔压的急性肺水肿、高血压危象等危重病例。

哌唑嗪

哌唑嗪（prazosin）是选择性的 α_1 受体阻断药，能扩张动、静脉，降低心脏前、后负荷，增加心输出量。

奈西立肽

奈西立肽（nesiritide）是用基因重组技术制得的内源性脑利钠肽（brain natriuretic peptide，BNP）的人工合成品，该制剂除有利尿作用外，还能与血管平滑肌细胞、血管内皮细胞表面的鸟苷酸环化酶受体结合，增加细胞内 cGMP 含量，进而使细胞内钙减少，血管平滑肌松弛，降低动、静脉张力，抑制去甲肾上腺素释放，抑制肾素释放，拮抗醛固酮等作用。因其半衰期只有 18 分钟，临床上先静脉注射后静脉点滴维持疗效。

波生坦

波生坦（bosentan）是竞争性的内皮素受体阻断药，口服有效，临床现用于肺动脉高压的治疗。波生坦对动物心力衰竭模型有改善作用，对临床病例的研究尚未得出最后结论。

第七节　钙增敏药及 Ca^{2+} 通道阻滞药

一、钙增敏药

钙增敏药（calcium sensitizers）是近年研究发现的新一代用于 CHF 的药物，作用于收缩蛋白，增加肌钙蛋白 C（troponin C，TnC）对 Ca^{2+} 的亲和力，在不增加细胞内 Ca^{2+} 浓度的条件下，增强心肌收缩力。可避免细胞内 Ca^{2+} 浓度过高所引起的损伤、坏死不良后果，也可节约部分供 Ca^{2+} 转运的所消耗的能量，是开发正性肌力药物的新方向。大多数钙增敏药还兼具对 PDE-DI 的抑制作用，可部分抵消钙增敏药的副作用。

【作用机制】

1. 钙增敏药可通过多种机制调节肌丝对 Ca^{2+} 的反应。①作用于 TnC 水平，

增加 Ca^{2+} 与 TnC 的结合，以增加肌丝对 Ca^{2+} 的反应，如匹莫苯（pimobendan）对肌丝的 Ca^{2+} 敏感性具有立体选择性的作用。②改变钙结合信息传递的机制，左西孟旦（levosimendan）的作用在于停靠在 TnC 的氨基末端接近调节钙结合的区域，该区域是 TnC 与肌钙蛋白 I（troponin I，Tn I）以钙依赖方式起反应的区域。左西孟旦占领该区域与钙结合的构型稳定相关，此位点的稳定性被认为能增加细肌丝激活的水平。此钙增敏作用相当于信息的传递。③作用于肌动蛋白-肌球蛋白之间的机制，噻唑嗪酮（thiadizinone）直接促进肌动蛋白-肌球蛋白之间的反应，增加肌丝对 Ca^{2+} 的敏感性与细肌丝横桥钙依赖的激活有关。

2. 钙增敏药激活 ATP 敏感的钾通道，使血管扩张，改善心脏的供血供氧，减轻心脏负荷，降低心肌耗氧量，在 CHF 的治疗中具有正性肌力作用和血管扩张作用，可增加，CHF 患者的运动耐量并改善 CHF 症状。

【不良反应】 该类药物和米力农一样，可降低 CHF 患者的生存率。该类药物均缺乏心肌舒张期的松弛作用，使舒张期短，张力提高，其作用机制尚有待进一步探讨，疗效有待于大规模的临床研究。

二、钙通道阻滞药

钙通道阻滞药用于 CHF 的机制为：①具有较强的扩张外周动脉作用，可降低总外周阻力，减轻心脏的后负荷，改善 CHF 的血流动力学障碍；②具有降压和扩张冠脉的作用，可对抗心肌缺血；③改善舒张期功能障碍，可缓解钙超载，改善心室的松弛性和僵硬度。

短效钙通道阻滞药如硝苯地平（nifedipine）、地尔硫䓬（diltiazem）、维拉帕米（verapamil）等可使 CHF 症状恶化，增加患者的病死率，可能与其负性肌力作用及反射性激活神经内分泌系统等有关。因此不适用于 CHF 的治疗。

长效钙通道阻滞药如氨氯地平（amlodipine）和非洛地平（felodipine）是新一代二氢吡啶类钙通道阻滞药，其作用出现较慢、维持时间较长，舒张血管作用强而负性肌力作用弱，且反射性激活神经内分泌系统作用较弱，降低左室肥厚的作用与 ACE 抑制药相当，可用于 CHF 的治疗。此外，氨氯地平尚有抗动脉粥样硬化、抗 TNF-α 及 IL 等作用，后者也参与其抗 CHF 的作用。长期应用可治疗左室功能障碍伴有心绞痛、高血压的患者，也可降低非缺血者的病死率。

钙通道阻滞药的最佳适应证是继发于冠心病、高血压病以及舒张功能障碍的 CHF，尤其是其他药物无效的病例。但对于 CHF 伴有房室传导阻滞、低血压、左室功能低下伴后负荷低以及有严重收缩功能障碍的患者，不宜使用钙通道阻滞药。

制剂及用法

卡托普利（captopril）　口服从 12.5mg，2～3 次/天开始，最大剂量为 150mg/d。

依那普利（enalapril）　2.5～10mg，2 次/天，最大剂量为 40mg/d。

地高辛（digoxin）　片剂：每片 0.25mg。一般首剂 0.25～0.75mg，以后每 6 小时 0.25～0.5mg，直到洋地黄化，再改用维持量（0.25～0.5mg/d）。轻型慢性病例：0.5mg/d。

毒毛花苷 K（strophanthin K）　注射液：0.25mg/ml。每次 0.25mg，0.5～1mg/d。极量：每次 0.5mg，1mg/d，静脉注射。

奈西立肽（nesiritide）　注射液推荐剂量：弹丸注射 $2\mu g/kg$ 后维持静滴 $0.01\mu g/kg$，维持至少 72 小时。

波生坦（bosentan）　片剂，肺动脉高压时 62.5mg 口服，2 次/天连服 4 周，然后增加到维持量 125 mg，2 次／天。

多巴酚丁胺（dobutamine）　注射液：20mg/2ml，250mg/5ml。250mg/d 加入 250ml 或 500ml 5%葡萄糖注射液，静脉注射，inf，每分钟 $2.5～10\mu g/kg$。

第七章 调血脂药与抗动脉粥样硬化药

动脉粥样硬化（atherosclerosis）是一种慢性炎症过程，主要发生在大动脉及中动脉，特别是冠状动脉、脑动脉和主动脉，是心、脑血管病的主要病理学基础。心、脑血管疾病的发生发展与动脉粥样硬化有关，防治动脉粥样硬化是防治心脑血管疾病的重要措施。用于防治动脉粥样硬化的药物称为调血脂药（lipid regulating agent）和抗动脉粥样硬化药（antiatherosclerotic drugs）。

第一节 调血脂药

血脂是血浆或血清中所含的脂类，包括胆固醇（cholesterol，Ch）、三酰甘油（triglyceride，TG）、磷脂（phospholipid，PL）和游离脂肪酸（free fatty acid，FFA）等。胆固醇又分为胆固醇酯（cholesteryl ester，CE）和游离胆固醇（free cholesterol，FC），两者相加为总胆固醇（total cholesterol，TC）。

血脂与载脂蛋白（apoprotein，Apo）结合形成脂蛋白（lipoprotein，LP）后才能溶于血浆，并进行转运和代谢。应用超速离心或电泳的方法，可将脂蛋白分为乳糜微粒（chylomicron，CM）、极低密度脂蛋白（very low density lipoprotein，VLDL）、低密度脂蛋白（low density lipoprotein，LDL）和高密度脂蛋白（high density lipoprotein，HDL）。此外还有中间密度脂蛋白（intermediate density lipoprotein，IDL），是 VLDL 在血浆的代谢物。

Apo 主要有 A、B、C、D、E 五类，又各分为若干亚组分，不同的脂蛋白含不同的 Apo，它们主要功能是结合和转运脂质。此外尚各有其特殊的功能，如 Apo A I 激活卵磷脂胆固醇酰基转移酶（lecithin cholesterol acyl transferase，LCAT），识别 HDL 受体。Apo A II 稳定 HDL 结构，激活肝脂肪酶促进 HDL 的成熟及胆固醇逆向转运。Apo B100 能识别 LDL 受体。Apo C II 是脂蛋白酯酶的激活剂，促进 CM 和 VLDL 的分解。Apo C III 则抑制 LPL 的活性，并抑制肝细胞 Apo E 受体。Apo E 参与 LDL 受体的识别。Apo D 促进胆固醇及 TG 在 VLDL、LDL 与 HDL 间的转运。

脂蛋白（a）[lipoprotein（a），LP（a）] 是从人的 LDL 中提取的脂蛋白，其理化性质和组成结构与 LDL 有很大的共同性，而 Lp（a）中除含有 Apo B 外尚含有 Apo（a），并含有较多的糖类。Lp（a）升高是形成动脉粥样硬化的独立危险因素，与血浆 LDL 及 Ch 增高无关。

　　各种脂蛋白在血浆中有基本恒定的浓度以维持相互间的平衡，如果比例失调则为脂代谢失常或紊乱，是引起动脉粥样硬化的重要因素。某些血脂或脂蛋白高出正常范围则称为高脂血症（hyperlipoidemia）或高脂蛋白血症（hyperlipoproteinemia）。为便于分析病情和选用药物，一般将高脂蛋白血症分为六型，其中 I$_a$、II$_b$、III、IV 型易发冠心病。各型高脂蛋白血症的特点见表 7-1。

表 7-1　离脂蛋白血症的分型

分型	脂蛋白变化	脂质变化
I	CM ↑	TC ↑ TG ↑ ↑
II$_a$	LDL ↑	TC ↑ ↑
II$_b$	VLDL、LDL ↑	TC ↑ TG ↑ ↑
III	IDL ↑	TC ↑ TG ↑ ↑
IV	VLDL ↑	TG ↑ ↑
V	CM、VLDL ↑	TC ↑ TG ↑ ↑ ↑

　　脂代谢失常除上述高脂蛋白血症外，还应包括 HDL 降低和 Lp（a）增加等，也是动脉粥样硬化的危险因素。一般认为，高脂血症可促进动脉粥样硬化病变的形成和发展。但是由于并非所有的脂蛋白升高都能促动脉粥样硬化形成，因此将降血脂药称为"调血脂药"较确切。对血浆脂质的代谢紊乱，首先要采用饮食控制、调节生活方式以及避免和纠正其他的心血管危险因子。对血脂异常者通过饮食和其他生活方式调节的非药物干预后血脂水平仍不正常，应根据血脂异常的类型、动脉粥样硬化病变的症状或存在的其他心血管疾病危险因素，应尽早采用调血脂药，通过调整血脂或脂蛋白紊乱治疗高脂蛋白血症。

一、主要降低 TC 和 LDL 的药物

　　TC 或 LDL 升高是冠心病的重要危险因素，降低 TC 或 LDL 的血浆水平可降低冠心病和脑血管病的发病率和死亡率。

　　（一）他汀类

　　他汀类（statins）又称羟甲基戊二酸甲酰辅酶 A（3-hydroxy-3-methylglutaryl

CoA，HMG-CoA）还原酶抑制剂，简称 HMG-CoA 还原酶抑制剂。HMG-CoA 还原酶是肝细胞合成胆固醇过程中的限速酶，催化 HMG-CoA 生成甲羟戊酸（mevalonic acid，MVA），MVA 生成是内源性胆固醇合成的关键步骤，抑制 HMG-CoA 还原酶则减少内源性胆固醇合成。

1976 年从橘青霉菌（*Penicillium citricum*）培养液中发现美伐他汀（compactin）有抑制 HMG-CoA 还原酶的作用，因其不良作用而未被应用；1979 年从红曲霉菌（*monascus ruber*）发现 monacolin K；1980 年从土曲霉菌（*Aspergillus terreus*）发现 movinolin，后证明两者为同一物质，即洛伐他汀（lovastatin）。辛伐他汀（simvastatin）是洛伐他汀的甲基化衍生物，而普伐他汀（pravastatin）是美伐他汀的活性代谢产物，阿伐他汀（atorvastatin）、氟伐他汀（fluvastatin）和瑞舒伐他汀（rosuvastatin）是人工合成品。

他汀类具有二羟基庚酸结构或为内酯环或为开环羟基酸，是抑制 HMG-CoA 还原酶的必需基团，但是内酯环必须转换成相应的开环羟基酸形式才呈现药理活性。一般具内酯环型的洛伐他汀和辛伐他汀亲脂性较强，具开环羟基酸形式的普伐他汀亲水性较强，氟伐他汀则介于两者之间。

【药理作用及机制】

1. 调血脂作用及作用机制

他汀类有明显的调血脂作用。在治疗剂量下，对 LDL-C 的降低作用最强，TC 次之，降 TG 作用很弱，调血脂作用呈剂量依赖性，用药 2 周出现明显疗效，4～6 周达高峰，而 HDL-C 略有升高，长期应用可保持疗效。他汀类调血脂的作用特点见表 7-2。

表 7-2 常用他汀类的调血脂作用特点

药物及剂量（mg/d）	血脂及脂蛋白变化（%）			
	TC	LDL-C	HDL-C	TG
洛伐他汀（20）	-17	-25	+7	-10
氟伐他汀（40）	-21	-23	+2	-5
普伐他汀（20）	-23	-25	+6	-11
辛伐他汀（10）	-27	-34	+7	-15
阿伐他汀（20）	-34	-43	+9	-26
瑞舒伐他汀（20）	-35	-40	+9	-26

注：+升高，-降低

人体内胆固醇主要由肝合成，在胆固醇合成过程中 HMG-CoA 还原酶使 HMG-CoA 转换为中间产物 MVA。他汀类与 HMG-CoA 的化学结构相似，且对 HMG-CoA 还原酶的亲和力高出 HMG-CoA 数千倍，对该酶发生竞争性的抑制作用，使胆固醇合成受阻。他汀类除了使血浆胆固醇浓度降低外，还通过负反馈调节导致肝细胞表面 LDL 受体代偿性增加或活性增强，使血浆 LDL 降低，继而导致 VLDL 代谢加快，再加上肝合成及释放 VLDL 减少，也导致 VLDL 及 TG 相应下降。HDL 的升高，可能是由于 VLDL 减少的间接结果。由于各种他汀类与 HMG-CoA 还原酶亲和力不同，所以调血脂的作用各异。

2. 非调血脂性作用

又称他汀类的多效性作用（pleiotropic effects），主要包括：

（1）改善血管内皮功能，提高血管内皮对扩血管物质的反应性。

（2）抑制血管平滑肌细胞（VSMCs）的增殖和迁移，促进 VSMCs 凋亡。

（3）降低血浆 C 反应蛋白，减轻动脉粥样硬化过程的炎性反应。

（4）抑制单核—巨噬细胞的黏附和分泌功能。

（5）通过抑制血小板聚集和提高纤溶活性发挥抗血栓作用等。

（6）抗氧化作用：氧化 LDL 是粥样斑块中的主要成分，影响斑块稳定性；在斑块破裂后又能诱发血栓形成。斑块内的 LDL 极易发生氧化修饰，他汀类通过清除氧自由基，发挥抗氧化作用。

（7）减少动脉壁巨噬细胞及泡沫细胞的形成，使动脉粥样硬化斑块稳定和缩小：基质金属蛋白酶（MMP）能分解基质成分，加速胶原降解，从而降低纤维帽的抗张强度，引起斑块破裂。TNF-α 由 T 淋巴细胞释放，使胶原合成的结构蛋白损伤，增加了纤维帽的脆性；其次，TNF-α 还能刺激细胞表达 MMP，使斑块易于破裂。他汀类能显著下调体内 MMP 的表达，降低巨噬细胞活性，并能降低斑块中 T 淋巴细胞活性，干扰 TNF-α 的转录途径，下调斑块中 TNF-α 含量，使斑块稳定。这些作用有助于抗动脉粥样硬化。

3. 肾保护作用

他汀类不仅有依赖降低胆固醇的肾保护作用（即纠正因脂代谢异常而引发的慢性肾损害），同时具有抗细胞增殖、抗炎症、免疫抑制、抗骨质疏松等作用，减轻肾损害的程度，从而保护肾功能。

【体内过程】　他汀类药物一般以羟酸型吸收较好，内酯型吸收后在肝脏内水解成活性的羟酸型，很少进入外周组织，大部分在肝代谢，经胆汁由肠道排出，少部分由肾排出。常用的他汀类药代动力学特点见表 7-3。

表7-3　常用他汀类的药代动力学特点

	洛伐他汀	辛伐他汀	普伐他汀	氟伐他汀	阿伐他汀	瑞舒伐他汀
口服吸收（%）	30	60～85	35	>98	12	20
t_{max}（h）	2～4	1.2～2.4	1～1.5	0.6	1～2	3～5
血浆蛋白结合率（%）	≥95	>95	50	≥98	≥98	88
肝摄取率（%）	≥70	≥80	45	≥70		
排泄途径：肾（%）	10	<10	13	20	5	<2
肝（%）	90	85	60	70	>90	>95
$t_{1/2}$（h）	3	1.9	1.5～2	1.2	14	19
剂量范围（mg/d）	10～80	5～40	10～40	20～40	10～80	5～40
食物对生物利用度的影响（%）	+50	0	−30	0	0	−20

【临床应用】

1. 调节血脂

他汀类主要用于杂合子家族性和非家族性Ⅱa、Ⅱb和Ⅲ型高脂蛋白血症，也可用于2型糖尿病和肾病综合征引起的高胆固醇血症。对病情较严重者可与胆汁酸结合树脂合用。近年的大规模临床试验证明，对冠心病一级和二级预防有效而安全，可使冠心病发病率和死亡率明显降低。

2. 肾病综合征

他汀类对肾功能有一定的保护和改善作用，除与调血脂作用有关外，可能还与他汀类抑制肾小球膜细胞的增殖、延缓肾动脉硬化有关。

3. 预防心脑血管急性事件（prevention of acute cardiocerebrovascular attack）

他汀类因能增加粥样斑块的稳定性或使斑块缩小，故减少缺血性脑卒中、稳定型和不稳定型心绞痛发作、致死性和非致死性心肌梗死的发生。

4. 抑制血管成形术后再狭窄（retenning after percutaneous transluminal coronary angioplasty）、缓解器官移植后的排异反应和治疗骨质疏松症（osteoporosis）等。

【不良反应及注意事项】　他汀类不良反应较少而轻，大剂量应用时患者偶可出现胃肠反I应、肌痛、皮肤潮红、头痛等暂时性反应；偶见有无症状性转氨酶升高、肌酸磷酸激酶（CPK）升高，停药后即恢复正常；偶有横纹肌溶解症（rhabdomyolysis），以西立伐他汀和辛伐他汀引起肌病的发病率高，氟伐他汀的发病率低，绝大多数是肌病，极少数发展成为横纹肌溶解症。超大剂量他汀类可引起犬的白内障，人体用药应注意。用药期间应定期检测肝功能，有肌痛者应检测 CPK，必要时停药。孕妇、儿童、哺乳期妇女、肝、肾功能异常者不宜应用。有肝病史者慎用。

【药物相互作用】　　他汀类与胆汁酸结合树脂类联合应用，可增强降低血清 TC 及 LDL-C 的效应。若与贝特类或烟酸联合应用可增强降低 TG 的效应。但也能增加肌病的发生率。若同时与其他影响 CYP3A4 的药物，如环孢素、某些大环内酯类抗生素（如红霉素）、吡咯类抗真菌药（如，伊曲康唑）等伍用，也能增加肌病的危险性。若与香豆素类抗凝药同时应用，有可能使凝血酶原时间延长，应注意检测凝血酶原时间，及时调整抗凝血药的剂量。

洛伐他汀（lovastatin）口服吸收后在体内水解成开环羟酸型呈现活性。对肝有高度选择性。调血脂作用稳定可靠，一般用药两周呈现明显效应，4～6 周可达最佳治疗效果，呈剂量依赖性。

辛伐他汀（simvastatin）调血脂作用较洛伐他汀强一倍。升高 HDL 和 Apo AI 的作用强于阿伐他汀。临床试验证明，长期应用辛伐他汀在有效调血脂的同时，显著延缓动脉粥样硬化病变进展和病情恶化，减少心脏事件和不稳定心绞痛的发生。普伐他汀（pravastatin）除降脂作用外，尚能抑制单核-巨噬细胞向内皮的黏附和聚集，具有抗炎作用，表明其能通过抗炎作用减少心血管疾病。研究证实，急性冠脉综合征早期应用普伐他汀能迅速改善内皮功能，减少冠脉再狭窄和心血管事件的发生。

氟伐他汀（fluvastatin）结构中有一个氟苯吲哚环的甲羟内酯衍生物，吲哚环模拟 HMG-CoA 还原酶的底物，MVA 内酯模拟产物-甲羟戊酸，所以氟伐他汀能同时阻断 HMG-CoA 还原酶的底物和产物，进而抑制 MVA 生成胆固醇发挥调血脂作用。氟伐他汀在发挥调血脂作用的同时，增加 NO 活性，改善内皮功能，抗血管平滑肌细胞增殖，预防斑块形成；并且此药能降低血浆 Lp（a）水平，抑制血小板活性和改善胰岛素抵抗。

阿伐他汀（atorvastatin）与氟伐他汀有相似的作用特性和适应证。但是降 TG 作用较强，大剂量对纯合子家族性高胆固醇血症也有效。

瑞舒伐他汀（rosuvastatin）抑制 HMG-CoA 还原酶活性的作用较其他常用的他汀类药物强，作用时间长，因此抑制胆固醇合成的作用明显强于其他他汀类。明显降低 LDL-C，升高 HDL-C。降低 LDL-C 起效快，服药两周后，即可下降 10%。口服给药，t_{max} 为 3 小时，生物利用度为 20%。用于治疗高脂血症和高胆固醇血症。

(二) 胆汁酸结合树脂

此类药物进入肠道后不被吸收，与胆汁酸牢固结合阻滞胆汁酸的肝肠循环和反复利用，从而大量消耗胆固醇，使血浆 TC 和 LDL-C 水平降低。

考来烯胺和考来替泊

考来烯胺 (cholestyramine)，又称消胆胺，考来烯胺为苯乙烯型强碱性阴离子交换树脂类，其氯化物呈白色或淡黄色球状颗粒或粉末，无臭或有氨臭。

考来替泊 (colestipol) 又称降胆宁，为二乙基五胺环氧氯丙烷的聚合物，是弱碱性阴离子交换树脂，呈淡黄色，无臭无味，有亲水性，含水分约 50%，但不溶于水。氯能与其他阴离子交换，1.6g 考来烯胺能结合胆盐 100mg。

【药理作用及机制】 考来烯胺在肠道通过离子交换与胆汁酸结合后发生下列作用：①被结合的胆汁酸失去活性，减少食物中脂类 (包括胆固醇) 的吸收；②阻滞胆汁酸在肠道的重吸收；③由于大量胆汁酸丢失，肝内胆固醇经 7-α 羟化酶的作用转化为胆汁酸；④由于肝细胞中胆固醇减少，导致肝细胞表面 LDL 受体增加或活性增强；⑤DLDL-Ch 经受体进入肝细胞，使血浆 TC 和 LDL-Ch 水平降低；⑥此过程中的 HMG-CoA 还原酶可有继发活性增加，但不能补偿胆固醇的减少，若与他汀类合用，有协同作用。

本品能降低 TC 和 LDL-C，其强度与剂量有关，也相应降低 Apo B，但对 HDL 几无改变，对 TG 和 VLDL 的影响较小。

【临床应用】 适用于 II_a 及 II_b 及家族性杂合子高脂蛋白血症，对纯合子家族性高胆固醇血症无效。对 II_b 型高脂蛋白血症者，应与降 TG 和 VLDL 的药物配合应用。

【不良反应】 由于应用剂量较大，考来烯胺有特殊的臭味和一定的刺激性，少数人用后可能有便秘、腹胀、嗳气和食欲减退等，一般在两周后可消失，若便秘过久，应停药。偶可出现短时的转氨酶升高、高氯酸血症或脂肪痢等。

【药物相互作用】 本类药物在肠腔内与他汀类、氯噻嗪、保泰松、苯巴比妥、洋地黄毒苷、甲状腺素、口服抗凝药、脂溶性维生素 (A、D、E、K)、叶酸及铁剂等结合，影响这些药物的吸收，应尽量避免伍用，必要时可在服此药 1 小时前或 4 小时后服上述药物。

（三）酰基辅酶 A 胆固醇酰基转移酶抑制药

甲亚油酰胺

甲亚油酰胺（melinamide）抑制酰基辅酶 A 胆固醇酰基转移酶（acyl-coenzyme A cholesterolacyltransferase，ACAT）阻滞细胞内胆固醇向胆固醇酯的转化，减少外源性胆固醇的吸收，P 且滞胆固醇在肝形成 VLDL，并且阻滞外周组织胆固醇脂的蓄积和泡沫细胞的形成，有利于胆固醇的逆化转运，使血浆及组织胆固醇降低。

ACAT 使细胞内胆固醇转化为胆固醇酯，促进肝细胞 VLDL 的形成和释放，使血管壁胆固醇蓄积，提高胆固醇在小肠的吸收，促进巨噬细胞和泡沫细胞的形成，因而促进动脉粥样硬化病变的形成过程。因此，抑制 ACAT 可发挥调血脂和抗动脉粥样硬化的效应。

甲亚油酰胺适用于 Ⅱ 型高脂蛋白血症。服药后约 50% 经门静脉吸收，在体内分布广，最后大部分被分解，约 7% 自胆汁排出。不良反应轻微，可有食欲减退或腹泻等。

二、主要降低 TG 及 VLDL 的药物

（一）贝特类

20 世纪 60 年代上市的贝特类（fibrates，苯氧芳酸类）药物氯贝丁酯（安妥明，clofibrate）有降低 TG 及 VLDL 的作用，曾广泛应用。后经大规模和长期临床试验，发现严重不良反应，特别是肝胆系统并发症，且不降低冠心病的死亡率，现已少用。目前应用的新型贝特类吉非贝齐（gemfibrazil）、苯扎贝特（benzafibrate）和非诺贝特（fenofibrate）等，调血脂作用增强而不良反应减少。

【体内过程】　口服吸收快而完全，在血液中与血浆蛋白结合，不易分布到外周组织。最后大部分在肝与葡萄糖醛酸结合，少量以原形经肾排出。吉非罗齐和苯扎贝齐具活性酸形式，吸收后发挥作用快，持续时间短，$t_{1/2}$ 1～2 小时；氯贝丁酯和非诺贝特需水解成活性酸形式发挥作用，t_{max} 4～5 小时，$t_{1/2}$ 13～20 小时。

【药理作用】　贝特类既有调血脂作用也有非调脂作用。能降低血浆 TG、VLDL-C、TC、LDL-C；能升高 HDL-C。但是各种贝特类的作用强度不同，吉非罗齐、非诺贝特和苯扎贝特作用较强。非调脂作用有抗凝血、抗血栓和抗炎性作

用等，共同发挥抗动脉粥样硬化的效应。

【调血脂作用机制】　　作用机制可能主要与激活类固醇激素受体类的核受体-过氧化物酶体增殖激活受体 α（peroxisome proliferator activated receptor-α，PPAR-α），调节 LPL、Apo CⅢ、ApoAⅠ等基因的表达，降低 Apo CⅢ转录，增加 LPL 和 Apo AⅠ的生成和活性有关，同时促进肝脏摄取脂肪酸，并抑制 TG 的合成，使含 TG 的脂蛋白减少。PPAR-α活化后能增加诱导型—氧化氮合酶（iNOS）活性，NO 含量升高，从而抑制巨噬细胞表达基质金属蛋白酶-9（MMP-9），与动脉粥样硬化斑块稳定有关。PPAR-α也是一种炎性调节因子，激活后除能调节血脂外，还能降低动脉粥样硬化过程中的炎症反应，抑制血管平滑肌细胞增殖和血管成形术的再狭窄。另外，贝特类具有降低某些凝血因子的活性，减少纤溶酶原激活物抑制物（PAI-1）的产生等非调血脂作用。

【临床应用】　　主要用于原发性高 TG 血症，对Ⅲ型高脂蛋白血症和混合型高脂蛋白血症有较好的疗效，亦可用于 2 型糖尿病的高脂蛋白血症。

【不良反应及注意事项】　　一般耐受良好，不良反应主要为消化道反应，如食欲不振、恶心、腹胀等。其次为乏力、头痛、失眠、皮疹、阳痿等。偶有肌痛、尿素氮增加、转氨酶升高，停药后可恢复。氯贝丁酯不良反应较多且严重，可致心律失常、胆囊炎和胆石症及增加胃肠道肿瘤的发病率。贝特类增强口服抗凝药的抗凝活性。与他汀类联合应用，可能增加肌病的发生。患肝胆疾病、孕妇、儿童及肾功能不全者禁用。

吉非贝齐（gemflbrazil）口服吸收迅速而完全，$t_{1/2}$ 1～2 小时，2～3 日达 C_{ss}，平均 C_{max} 为 15～25mg/L，$t_{1/2}$1.5-2 小时，66%经尿排出，6%经粪便排出。降低血浆 TG 和 VLDL 起效快、稳定，对血浆 TG 明显增高和伴有 HDL 降低或 LDL 升高类型的高脂血症疗效最好。长期应用可明显降低冠心病的死亡率。

非诺贝特（fenofibrate）口服吸收快，50%～75%被吸收，t_{max}4 小时，血浆蛋白结合率 99%，在肠道或肝脏转化为活性物质，$t_{1/2}$ 22 小时，约 66%随尿排泄，肾功能不全者慎用。除有调血脂作用外，能明显地降低血浆纤维蛋白原和血尿酸水平，降低血浆黏稠度，改善血流动力学，冠脉造影证明能阻止冠脉腔的缩小。

苯扎贝特（benzafibrate）口服易吸收，$t_{1/2}$ 21 小时，排泄较快，48 小时后 94.6%经尿排出，3%由粪便排出，无蓄积性，肾功能不全者应慎用。作用及应用同吉非罗齐，用于伴有血脂升高的 2 型糖尿病，除调血脂外还降低空腹血糖。并降低血浆 FFA、纤维蛋白原和糖化血红蛋白，抑制血小板聚集。长期应用可使血浆 LP（a）水平降低。

（二）烟酸（nicotinic acid）

【药理作用及机制】 烟酸为维生素 B 族之一，大剂量烟酸能降低血清 TG，预防实验性动脉粥样硬化，并证明其抗动脉粥样硬化作用与在体内转化烟酰胺的作用无关，如将烟酸与其他物质结合成酯，服后在体内释放出烟酸仍然有效。烟酸降低血浆 TG 和 VLDL，服后 1～4 小时生效。降低 LDL 作用慢而弱，用药 5～7 天生效，3～5 周达 E_{max}，若与胆汁酸结合树脂伍用，使作用增强，若再加他汀类作用还可加强。烟酸升高血浆 HDL。最近认为烟酸是少有的降低 LP（a）药物。

烟酸降低细胞 cAMP 的水平，使脂肪酶的活性降低，脂肪组织中的 TG 不易分解出 FFA，肝合成 TG 的原料不足，减少 VLDL 的合成和释放，也使 LDL 来源减少。烟酸升高 HDL 是由于使 TG 浓度降低导致 HDL 分解代谢减少所致。HDL 的增加有利于胆固醇的逆行转运，阻止动脉粥样硬化病变的发展。此外烟酸还抑制 TXA_2 的生成，增加 PGI_2 的生成，发挥抑制血小板聚集和扩张血管的作用。

【体内过程】 口服吸收迅速而完全，生物利用度 95%，t_{max}30～60 分钟。血浆蛋白结合率低，迅速被肝、肾和脂肪组织摄取，代谢物及原形经肾排出，$t_{1/2}$ 20～45 分钟。

【临床应用】 属广谱调血脂药，对Ⅱb 和Ⅳ型作用最好。适用于混合型高脂血症、高 TG 血症、低 HDL 血症及高 Lp（a）血症。若与他汀类或贝特类合用，可提高疗效。

【不良反应及注意事项】 由于用量较大，开始常有皮肤潮红及瘙痒等，若与阿司匹林伍用，可使反应减轻。阿司匹林不仅能缓解烟酸所致的皮肤血管扩张，还能延长其半衰期，并防止烟酸所致的尿酸浓度升高。另外，烟酸刺激胃黏膜，加重或引起消化道溃疡，餐时或餐后服用可以减轻。长期应用可致皮肤干燥、色素沉着或棘皮症。偶有肝功能异常、血尿酸增多、糖耐量降低等，停药后可以恢复。溃疡病、糖尿病及肝功能异常者禁用。

阿西莫司（acipimox）化学结构类似烟酸。口服吸收快而全，$t_{1/2}$ 约 2 小时，不与血浆蛋白结合，原形由尿排出，$t_{1/2}$ 约 2 小时。药理作用类似烟酸，可使血浆 TG 明显降低，HDL_2 升高，与胆汁酸结合树脂伍用可加强其降 LD-C 作用，作用较强而持久，不良反应较少较轻。除用于Ⅱb、Ⅲ和Ⅳ型高脂血症外，也适用高 LP（a）血症及 2 型糖尿病伴有高脂血症患者。此外，尚能降低血浆纤维蛋白和全血黏度。

三、降低 Lp（a）的药物

流行病学调查证明，血浆 Lp（a）升高是动脉粥样硬化的独立危险因素，也是经皮穿刺腔内冠状动脉成形术（percutaneous transluminal coronary angioplasty, PTCA）后再狭窄的危险因素。其原因可能一方面是 Apo（a）与纤溶酶原有高度的相似性，竞争性地抑制纤溶酶原活化，促进血栓形成；一方面是增进单核细胞向内皮的黏附，参与泡沫细胞的形成。降低血浆 Lp（a）水平，已经成为防治动脉粥样硬化研究的热点。现已证明烟酸、烟酸戊四醇酯、烟酸生育酚酯、阿西莫司、新霉素及多沙唑嗪等可降低血浆 Lp（a）水平。

第二节　抗氧化剂

氧自由基（oxygen free radical）在动脉粥样硬化的发生和发展中发挥重要作用。已经证明，氧化型 LDL（ox-LDL）影响动脉粥样硬化病变发生和发展的多个过程，如：①损伤血管内皮，促进单核细胞向内皮黏附并向内皮下转移。②阻止进入内皮下的单核细胞所转化的巨噬细胞返回血流。③巨噬细胞可无限制地摄取 ox-LDL 而成为泡沫细胞。④促进内皮细胞释放血小板衍化生长因子（platelet derived growth factor, PDGF）等，导致血管平滑肌细胞（vessel smooth muscle cells, VSMCs）增殖和迁移；巨噬细胞亦摄取 ox-LDL 成为泡沫细胞。⑤泡沫细胞的脂质积累形成脂质条纹和斑块。⑥被损伤的内皮细胞还可导致血小板聚集和血栓形成。研究表明 Lp（a）和 VLDL 也可被氧化增强致动脉粥样硬化作用；具抗动脉粥样硬化效应的 HDL 也可被氧化，转化为致动脉粥样硬化因素。因此，防止氧自由基对脂蛋白的氧化修饰，已成为阻止动脉粥样硬化发生和发展的重要措施。

普罗布考

普罗布考（丙丁酚, probucol）

【药理作用及机制】

1. 抗氧化作用

能抑制 ox-LDL 的生成及其引起的一系列病变过程，如内皮细胞损伤、单核细胞向内皮下游走、清道夫受体摄取 ox-LDL 成泡沫细胞、VSMCs 增殖及迁移等。

2. 调血脂作用

可使血浆 TC 和 LDL-C 下降；而 HDL-C 及 Apo A_1 同时明显下降，对血浆 TG 和 VLDL 一般无影响。若与他汀类或胆汁酸结合树脂伍用，可增强调血脂作用。

3. 对动脉粥样硬化病变的影响

较长期应用可使冠心病发病率降低，已形成的动脉粥样硬化病变停止发展或消退，黄色瘤明显缩小或消除。

普罗布考为疏水性抗氧化剂，抗氧化作用强，进入体内分布于各脂蛋白，本身被氧化为普罗布考自由基，阻断脂质过氧化，减少脂质过氧化物（lipid peroxidates，LPO）的产生，减缓动脉粥样硬化病变的一系列过程；同时普罗布考能抑制 HMG-CoA 还原酶，使胆固醇合成减少，并能通过受体及非受体途径增加 LDL 的清除，血浆 LDL-C 水平降低。通过提高胆固醇酯转移蛋白和 Apo E 的血浆浓度，使 HDL 颗粒中胆固醇减少，HDL 颗粒变小，提高 HDL 数量和活性，增加 HDL 的转运效率，使胆固醇逆转运清除加快。

普罗布考的抗动脉粥样硬化作用可能是抗氧化和调血脂作用的综合结果。

【体内过程】　口服吸收低于 10%，且不规则，饭后服用可增加吸收，吸收后主要蓄积于脂肪组织和肾上腺。血清中浓度较低，t_{max} 为 24 小时，长期服用 3～4 个月达 C_{ss}。血清中普罗布考 95% 分布于脂蛋白的疏水核。服后 4 天内粪便排出 90%，仅有 2% 经尿排泄。

【临床应用】　用于各型高胆固醇血症，包括纯合子和杂合子家族性高胆固醇血症。对继发于肾病综合征或糖尿病的 II 型脂蛋白血症也有效。较长期服用，可使肌腱黄色瘤消退，阻滞动脉粥样硬化病变发展或促进病变消退，冠心病发病率降低。普罗布考可预防 PTCA 后的再狭窄。

【不良反应】　不良反应少而轻，以胃肠道反应为主，如腹泻、腹胀、腹痛、恶心等，偶有嗜酸性粒细胞增多、肝功能异常、高尿酸血症、高血糖、血小板减少、肌病、感觉异常等。用药期间注意心电图的变化，Q-T 延长者慎用，不宜与延长 Q-T 的药物同用。近期有心肌损伤者禁用。孕妇及小儿禁用。

维生素 E（VitamineE）有很强的抗氧化作用。即它本身苯环的羟基失去电子或 H^+，以清除氧自由基和过氧化物或抑制磷脂酶 A_2 和脂氧酶，以减少氧自由基的生成，中断过氧化物和丙二醛（malondialdehyde，MDA）的生成。它本身生成的生育醌，可被维生素 C 或氧化还原系统复原，继续发挥作用。能防止脂蛋白的氧化修饰及其所引起的一系列动脉粥样硬化病变过程，如抑制 VSMCs 增殖和迁移，抑制血小板黏附和聚集，抑制黏附分子的表达和功能，减少白三烯的合成，增加 PGI_2 的释放阻止单核细胞向内皮的黏附等，从而发挥抗动脉粥样硬化的效应。

第三节 多烯脂肪酸

多烯脂肪酸（polyenoic fatty acids）又称多不饱和脂肪酸类（polyunsaturated fatty acids，PUFAs），根据不饱和键在脂肪酸链中开始出现位置，分为 n-3（或 (ω-3) 型及 n-6（或 ω-6）型多烯脂肪酸。

一、n-3 型多烯脂肪酸

二十碳五稀酸（eicosapentaenoic acid，EPA）和二十二碳六烯酸（docsa-hexaenoic acid，DHA）

【药理作用及机制】   EPA 和 DHA 主要来自海洋生物，流行病学调查发现，格陵兰爱斯基摩人心血管病发生率低主要与食用海鱼等海生动物有关，后经证实这些动物的油脂中富含 n-3 多烯脂肪酸，有调血脂及抗动脉粥样硬化的效应。

1. 调血脂作用

EPA 和 DHA 有明显的调血脂作用，降低 TG 及 VLDL-TG 的作用较强，升高 HDL-C，明显升高 HDL_2，Apo A I /Apo A II 比值明显加大。DHA 能降低 TC 和 LDL-C，而 EPA 作用弱。EPA 和 DHA 的调血脂作用可能与抑制肝合成 TG 和 Apo B，并提高 LPL 活性促进 VLDL 分解有关。

2. 非调血脂作用

EPA 和 DHA 可取代花生四稀酸（arachidonic acid，AA），作为三烯前列腺素和五系白三烯的前体发挥下列作用：①取代 AA 形成 TXA_3，减弱 TXA_2 促血小板聚集和收缩血管作用；在血管壁形成 PGI_3，PGI_3 仍有 PGI_2 的扩张血管和抗血小板聚集作用。所以呈现较强的抗血小板聚集、抗血栓形成和扩张血管的作用。②由于抗血小板，抑制血小板衍生生长因子（PDGF）的释放，从而抑制 VSMCs 的增殖和迁移。③红细胞膜上的 EPA 和 DHA 可增加红细胞的可塑性，改善微循环。④EPA 在白细胞可转化为五系白三烯的 LTB_5 等，减弱四系白三烯 LTB_4 的促白细胞向血管内皮的黏附和趋化。并且 EPA 能使血中 IL-1β 和 TNF 浓度降低，抑制黏附分子的活性；EPA 和 DHA 对动脉粥样硬化早期的白细胞-内皮细胞炎性反应的多种细胞因子表达呈明显的抑制作用。

【临床应用】　适用于高 TG 性高脂血症。对心肌梗死患者的预后有明显改善。亦可用于糖尿病并发高脂血症等。

【不良反应】　一般无不良反应，但若长期或大剂量应用，可使出血时间延长、免疫反应降低等。

二、n-6 型多烯脂肪酸

n-6 型多稀脂肪酸（n-6 polyenoic fatty acids）主要来源于植物油，有亚油酸（linoleic acid，LA）和 γ-亚麻酸（γ-linolenic acid，γ-LNA）。常用月见草油（evening primrose oil）和亚油酸（linoleic acid）。

月见草油含亚油酸约 70%，γ-亚麻酸 6%～9%。制剂中的亚油酸和 γ-亚麻酸本身有较弱的调血脂作用，后者在体内有可能转化为二高-γ-亚麻酸（Dihomo-γ-linolenic acid，DGLA），经第 1 系列前列腺素代谢产生 PGE_1，呈现调血脂及抗血小板聚集等效应，用于防治冠心病及心肌梗死等，但作用较弱。亚油酸来源于植物油，进入体内后能转化为系列 n-6 多烯脂肪酸发挥调血脂和抗动脉粥样硬化作用，常做成胶丸或与其他调血脂药和抗氧化药制成多种复方制剂应用。

第四节　黏多糖和多糖类

黏多糖是由氨基己糖或其衍生物与糖醛酸构成的二糖单位多次重复组成的长链，典型代表为肝素。肝素具有以下作用，从多方面发挥抗动脉粥样硬化效应：①降低 TC、LDL、TG、VLDL，升高 HDL；②对动脉内皮有高度亲和性，中和多种血管活性物质，保护动脉内皮；③抑制白细胞向血管内皮黏附及其向内皮下转移的抗炎性反应；④阻滞 VSMCs 的增殖迁移；⑤加强酸性成纤维细胞生长因子（aFGF）的促微血管生成；⑥抗血栓形成等。因抗凝血作用过强，且口服无效，不便应用。为此人们研究既有类似肝素的抗动脉粥样硬化作用、又无不利于抗动脉粥样硬化时副作用的低分子量肝素和类肝素（heparinoids）。

低分子量肝素

低分子量肝素（low molecular weight heparin，LMWH）是由肝素解聚而成，平均分子量为 4～6kD。由于分子量低，生物利用度较高，与血浆、血小板、血管壁蛋白结合的亲和力较低，抗凝血因子 Xa 活力大于抗凝血因子 Ⅱa 活力，抗凝血作用较弱，抗血栓形成作用强。常用制剂有依诺肝素（enoxaparin）、替地肝素（tedelparin）、弗希肝素（fraxiparine）、洛吉肝素（logiparin）及洛莫肝素（lomoparin）等10多种产品。主要用于不稳定型心绞痛、急性心肌梗死及PTCA后再狭窄等。

天然类肝素

天然类肝素（natural heparinoids）是存在于生物体类似肝素结构的一类物质，如硫酸乙酰肝素（heparan sulfate）、硫酸皮肤素（dermatan sulfate）、硫酸软骨素（chondroitin sulfate）及冠心舒等。冠心舒（脑心舒）是从猪肠黏膜提取的含硫酸乙酰肝素、硫酸皮肤素和硫酸软骨素的复合物。它们有抗凝血因子Ⅱa作用弱，抗凝血因子Ⅹa作用强和半衰期长的特点。冠心舒有调血脂、降低心肌耗氧量、抗血小板、保护血管内皮和阻止动脉粥样硬化斑块形成等作用，用于心及脑缺血性病症。研究证明冠心舒具有与肝素相同强度的抑制VSMCs增殖作用，而抗凝血作用仅为肝素的1/47，且口服有效，表明天然类肝素可能是有较好前景的抗动脉粥样硬化药。另外，海洋酸性糖酯类如藻酸双酯钠（polysaccharide sulfate）等也具有肝素样的药理特性，能调血脂、抗血栓形成、保护动脉内皮及阻止动脉粥样硬化病变的发展等。临床用于缺血性心脑血管疾病。

制剂及用法

洛伐他汀（lovastatin）　　片剂，口服，开始根据病情用10mg/d或20mg/d，晚餐时一次顿服，4周后根据血脂变化调整剂量，最大量为40mg/d。

辛伐他汀（simvastatin）　　片剂，口服每次10mg，1次/天。

普伐他汀（pravastatin）　　片剂，口服每次5～10mg，2次/天。

氟伐他汀（fluvastatin）　　片剂，每次20～40mg，1次/天。

阿伐他汀（atovastatin）　　片剂，初始剂量口服10mg/d，必要时4周后可增加剂量，最多可达80mg/d。

瑞舒伐他汀（rosuvastatin）　　片剂，口服，一般5～40mg/d，分3次服用。

考来烯胺（cholestyamine）　　粉剂，口服，一般每次4～5g，3次/天，饭前或饭时加于饮料中混合服。

考来替泊（colestipol）　　粉剂，口服，每次4～5g，3次/天，服法同考来烯胺。

甲亚油酸胺（melinamide）　　口服，每次0.5～0.75g，3次/天。

吉非贝齐（gemfibrozil）　　片剂，每次600mg，2次/天。

非诺贝特（fenofibrate）　　片剂，每次100mg，3次/天。

苯扎贝特（benzafibrate）　　片剂，口服，每次 200mg，3 次/天。缓释片：每次 400mg。

烟酸（nicotinic acid）　　片剂，由小剂量开始（每次 0.1g，3 次/天），逐渐增至 1～2g/d，3 次/天，饭后服用。

阿西莫司（acipimox）　　胶囊剂，饭后口服，每次 250mg，2～3 次/天。

普罗布考（probucol）　　片剂，口服，每次 500mg，2 次/天，连用 12 周为一疗程。

维生素 E（vitamin E）　　胶囊剂，口服，每次 10～100mg，1～2 次/天。

多烯康胶囊　　每粒 0.45g，含乙酯型 EPA 及 DHA 70% 以上和 1% 的 VE。口服，3～5 粒/次，3 次/天。

第八章 抗心绞痛药

心绞痛（angina pectoris）是因冠状动脉供血不足引起的心肌急剧的、暂时的缺血与缺氧综合征，其典型临床表现为阵发性胸骨后压榨性疼痛并向左上肢放散。心绞痛持续发作得不到及时缓解则可能发展为急性心肌梗死，故应采取有效的治疗措施及时缓解心绞痛。心绞痛的主要病理生理机制是心肌需氧与供氧的平衡失调，致心肌暂时性缺血缺氧，代谢产物（乳酸、丙酮酸、组胺、类似激肽样多肽、K^+等）在心肌组织聚积，刺激心肌自主神经传入纤维末梢引起疼痛。根据世界卫生组织"缺血性心脏病的命名及诊断标准"，临床上将心绞痛分为以下3种类型：①劳累性心绞痛（angina of effort, also known as classic angina or atherosclerotic angina）：其特点是由劳累、情绪波动或其他增加心肌耗氧量的因素所诱发，休息或舌下含服硝酸甘油可缓解。根据病程、发作频率及转归，此类心绞痛又可分为稳定型心绞痛、初发型心绞痛及恶化型心绞痛。②自发性心绞痛（angina pectoris at rest）：心绞痛发作与心肌耗氧量无明显关系，多发生于安静状态，发作时症状重、持续时间长，且不易被硝酸甘油缓解，包括：卧位型（休息或熟睡时发生）、变异型（为冠脉痉挛所诱发）、中间综合征和梗死后心绞痛。③混合性心绞痛（mixed pattern of angina）：其特点是在心肌需氧量增加或无明显增加时都可能发生。临床常将初发型、恶化型及自发性心绞痛通称为不稳定型心绞痛。

心绞痛的主要病理生理基础是冠状血管病变，尤其是动脉粥样硬化，引起的心肌组织供血障碍，导致氧的供需失衡。任何引起心肌组织对氧的需求量增加和（或）冠脉狭窄、痉挛致心肌组织供血供氧减少的因素都可成为诱发心绞痛的诱因。心肌的氧供取决于动、静脉的氧分压差及冠状动脉的血流量。正常情况下，心肌细胞摄取血液氧含量的65%～75%，已接近于极限，因而增加氧供应主要依靠增加冠状动脉的血流量。生理情况下冠脉循环有很大的储备能力，在运动和缺氧时冠状动脉均可适度扩张，血流量可增加到休息时的数倍。动脉粥样硬化引起冠状动脉狭窄或部分分支闭塞时，其血流量减少，冠脉扩张性减小，冠脉循环的储备能力下降，因而对动脉粥样硬化性心脏病依靠增加冠状动脉的血流量来增加氧供应是有限的。因此，降低心肌组织对氧的需求量即成为治疗心绞痛的一个主要措施。

　　决定心肌耗氧量的主要因素（determinants of cardial oxygen requirement）是心室壁张力（ventricular wall tension）、心率（heart rate）和心室收缩力（ventricular contractility）（图 8-1）。心室壁张力越大，维持张力所需的能量越多，心肌耗氧量（O_2 consumption）也就越大。心室壁张力与心室内压力（相当于收缩期动脉血压，即心室后负荷）和心室容积（心室前负荷）成正比，与心室壁厚度成反比，心室内压增高和心室容积增大均可使心肌耗氧量增加。心率与心肌耗氧量成正比。每分射血时间（ejection time）等于心率与心室每搏射血时间的乘积。射血时心室壁张力增大，每搏射血时间增加，心肌耗氧量也增加，心肌收缩力增强和收缩速度加快，均可使心肌的机械做功增加而增加心肌耗氧量。临床上将影响耗氧量的主要因素简化为"三项乘积"（收缩压×心率×左心室射血时间）或"二项乘积"（收缩压×心率）作为粗略估计心肌耗氧量的指标。

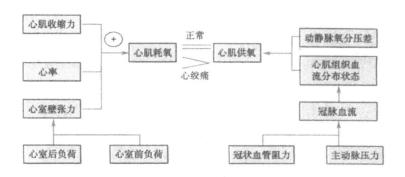

图 8-1　影响心机耗氧量和供氧量的因素

　　从心绞痛的病理生理基础可见，降低心肌耗氧量和扩张冠状动脉以改善冠脉供血是缓解心绞痛的主要治疗对策。此外，冠状动脉粥样硬化斑块变化、血小板聚集和血栓形成也是诱发不稳定型心绞痛的重要因素，因此，临床应用抗血小板药、抗血栓药和血管紧张素 I 转化酶抑制药，也有助于心绞痛的防治。

第一节　常用的抗心绞痛药物

一、硝酸酯类

　　本类药物均有硝酸多元酯结构，脂溶性高，分子中的—O—NO_2 是发挥疗效的关键结构。本类药物中以硝酸甘油最常用。此外，还有硝酸异山梨酯、单硝酸异山梨酯和戊四硝酯等，其化学结构如下：

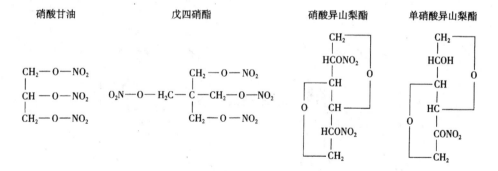

硝酸甘油

硝酸甘油（nitroglycerin）是硝酸酯类的代表药，于 1867 年始用于心绞痛治疗，已有百余年的历史，由于其具有起效快、疗效肯定、使用方便和经济等优点，至今仍是防治心绞痛最常用的药物。

【药理作用及机制】 硝酸甘油的基本药理作用是松弛平滑肌，但具有组织器官的选择性，以对血管平滑肌的作用最显著。由于硝酸甘油可扩张体循环血管及冠状血管，因而具有如下作用：

1. 降低心肌耗氧量

最小有效量的硝酸甘油即可明显扩张静脉血管，特别是较大的静脉血管，从而减少回心血量，降低心脏的前负荷，使心腔容积缩小，心室内压减小，心室壁张力降低，射血时间缩短，心肌耗氧量减少。稍大剂量的硝酸甘油也可显著舒张动脉血管，特别是较大的动脉血管，动脉血管的舒张降低了心脏的射血阻力，从而降低左室内压和射血时心脏后负荷而降低心肌耗氧量。

2. 扩张冠状动脉，增加缺血区血液灌注

硝酸甘油选择性扩张较大的心外膜血管、输送血管及侧支血管，尤其在冠状动脉痉挛时更为明显，而对阻力血管的舒张作用较弱。当冠状动脉因粥样硬化或痉挛而发生狭窄时，缺血区的阻力血管已因缺氧和代谢产物的堆积而处于舒张状态。这样，非缺血区阻力就比缺血区大，用药后血液将顺压力差从输送血管经侧支血管流向缺血区，从而增加缺血区的血液供应（图 8-2）。

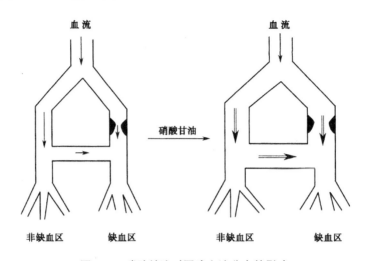

图 8-2 硝酸甘油对冠脉血流分布的影响

血液从阻力较大的非缺血区经扩张的侧支血管流向阻力较小的缺血区

3. 降低左室充盈压，增加心内膜供血，改善左室顺应性

冠状动脉从心外膜呈直角分支，贯穿心室壁成网状分布于心内膜下。因此，内膜下血流易受心室壁肌张力及室内压力的影响。当心绞痛发作时，因心肌组织缺血缺氧、左室舒张末压增高，降低了心外膜血流与心内膜血流的压力差，使心内膜下区域缺血更为严重。硝酸甘油扩张静脉血管，减少回心血量，降低心室内压；扩张动脉血管，降低心室壁张力，从而增加了心外膜向心内膜的有效灌注压，有利于血液从心外膜流向心内膜缺血区。

4. 保护缺血的心肌细胞，减轻缺血性损伤

硝酸甘油释放一氧化氮（nitric oxide，NO），促进内源性的 PGI_2、降钙素基因相关肽（calcitonin gene-related peptide，CGRP）等物质生成与释放，这些物质对心肌细胞均具有直接保护作用。硝酸甘油不仅保护心肌，减轻缺血性损伤，缩小心肌梗死范围，改善左室重构，还能增强人及动物缺血心肌的电稳定性，提高室颤阈，消除折返，改善房室传导等，从而减少心肌缺血导致的并发症。

硝酸甘油作为 NO 的供体，在平滑肌细胞内经谷胱甘肽转移酶的催化释放出 NO。NO 的受体是可溶性鸟苷酸环化酶活性中心的 Fe^{2+}，二者结合后可激活鸟苷酸环化酶（guanylyl cyclase，GC），增加细胞内第二信使 cGMP 的含量，进而激活 cGMP 依赖性蛋白激酶（cGMP dependent protein kinase），减少细胞内 Ca^{2+} 的释放和外 Ca^{2+} 内流，细胞内 Ca^{2+} 浓度的减少可使肌球蛋白轻链去磷酸化（dephosphorylation of myosin light chain phosphate）而松弛血管平滑肌（图 18-3）。硝酸甘油通过与内源性血管内皮舒张因子（endothelium derived relaxing factor, EDRF，即 NO）相同的作用机制松弛血管平滑肌而又不依赖于血管内皮细胞，因此在内皮有病变的血管仍可发挥作用。硝酸甘油扩血管作用中还有 PGI_2 和细胞膜超极化的机制参与。有研究证明硝酸甘油扩张离体血管，降低在体动物血压及临床患者应用后所致的搏动性头痛都与促进降钙素基因相关肽的合成及释放有关。降钙素基因相关肽广泛分布于心血管系统，是感觉神经的重要递质之一。降钙素基因相关肽能激活血管平滑肌细胞的 ATP 敏感型钾通道，从而使平滑肌细胞膜超极化，产生强烈的扩血管效应。此外，硝酸甘油通过产生 NO 而抑制血小板聚集、黏附，也有利于冠心病的治疗。

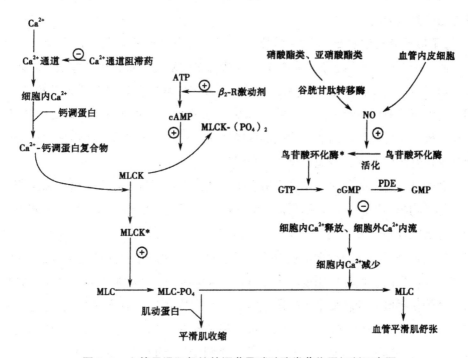

图 8-3　血管平滑肌舒缩的调节及硝酸酯类药作用机制示意图

＊表示活性型；MLCK 为肌球蛋白轻链激酶（myosin light chain kinase）；PDE 为磷酸二酯酶（phosphodiesterase）；蓝色箭头表示引起血管平滑肌松弛的相关环节

【体内过程】　硝酸甘油口服因受首关效应等因素的影响，生物利用度仅为8%，故临床不宜口服用药。因其脂溶性高，舌下含服极易通过口腔黏膜吸收，血药浓度很快达峰值，含服后 1～2 分钟即可起效，疗效持续 20～30 分钟，$t_{1/2}$

为 2～4 分钟。硝酸甘油也可经皮肤吸收，用 2% 硝酸甘油软膏或贴膜剂睡前涂抹在前臂皮肤或贴在胸部皮肤，可持续较长时间的有效浓度。硝酸甘油在肝内经谷胱甘肽-有机硝酸酯还原酶还原成水溶性较高的二硝酸代谢物，少量为一硝酸代谢物及无机亚硝酸盐，最后与葡萄糖醛酸结合经肾脏排出。二硝酸代谢物具有较弱的舒张血管作用，仅为硝酸甘油的 1/10。

【临床应用】 　　舌下含服硝酸甘油能迅速缓解各种类型心绞痛。在预计可能发作前用药也可预防发作。对急性心肌梗死者，多静脉给药，不仅能降低心肌耗氧量、增加缺血区供血，还可抑制血小板聚集和黏附，从而缩小梗死范围。反复连续使用要限制用量，以免血压过度降低引起心、脑等重要器官灌注压过低，反而加重心肌缺血。此外，由于硝酸甘油可降低心脏前、后负荷，因此也可用于心衰的治疗。还可舒张肺血管，降低肺血管阻力，改善肺通气，用于急性呼吸衰竭及肺动脉高压的治疗。

【不良反应及注意事项】 　　多数不良反应是由其血管舒张作用所引起，如头、面、颈、皮肤血管扩张引起暂时性面颊部皮肤潮红，脑膜血管舒张引起搏动性头痛，眼内血管扩张则可升高眼内压等。大剂量可出现直立性低血压及晕厥。剂量过大可使血压过度下降，冠状动脉灌注压过低，并可反射性兴奋交感神经、增加心率、加强心肌收缩性，使耗氧量增加而加重心绞痛发作。超剂量时还会引起高铁血红蛋白症，表现为呕吐、发绀等。

硝酸甘油连续应用两周左右可出现耐受性，用药剂量、频度、途径和给药剂型等都影响耐药性的产生。用药剂量大或反复应用过频易产生耐受性，不同类的硝酸酯之间存在交叉耐受性，停药 1～2 周后耐受性可消失。出现耐受性后，轻者必须增加用量，但会加重不良反应，重者即使增加用量也无法达到满意疗效。硝酸甘油产生耐受性的机制还不十分清楚，大体可分为两种情况：一种是血管平滑肌细胞使硝酸甘油转变成 NO 发生障碍，有人称之为"血管耐受"。可能在细胞内生成 NO 过程中需要—SH，硝酸酯类使细胞内—SH 氧化，引起—SH 消耗所致。另一种为非血管机制，也有人称为"伪耐受"，可能与硝酸酯类使血管内压力迅速下降，机体通过代偿，增强交感活性，释放去甲肾上腺素，激活肾素-血管紧张素系统，使钠、水潴留，血容量及体重增加。不同组织产生耐受性有差异，动脉比静脉更易产生耐受性。因此，应避免大剂量给药和无间歇给药，可通过补充—SH 供体、合理调配膳食等措施减少耐受性的发生。

硝酸异山梨酯和单硝酸异山梨酯

硝酸异山梨酯（isosorbide dinitrate）又叫消心痛，其作用及机制与硝酸甘油相似，但作用较弱，起效较慢，作用维持时间较长。本品经肝代谢生成的异山梨醇-2-单硝酸酯和异山梨醇-5-单硝酸酯，仍具有扩张血管及抗心绞痛作用。此外，本品剂量范围个体差异较大，剂量大时易致头痛及低血压等副作用，缓释剂可减少不良反应。主要口服用于心绞痛的预防和心肌梗死后心衰的长期治疗。

单硝酸异山梨酯（isosorbide mononitrate）的作用及应用与硝酸异山梨酯相似。

二、β肾上腺素受体阻断药

本类药物众多，药理作用及临床应用广泛（见有关章节）。本文仅简要介绍其抗心绞痛作用。β肾上腺素受体阻断药可使心绞痛患者心绞痛发作次数减少、改善缺血性心电图、增加患者运动耐量、减少心肌耗氧量、改善缺血区代谢和缩小心肌梗死范围。现已作为一线防治心绞痛的药物，其中普萘洛尔（propranolol）、美托洛尔（metoprolol）和阿替洛尔（atenolol）在临床最为常用。

【抗心绞痛作用】

1. 降低心肌耗氧量　心肌缺血者在心绞痛发作时，心肌局部和血中儿茶酚胺含量均显著增加，β肾上腺受体激动，使心肌收缩力增强、心率加快、血管收缩，左心室后负荷增加，从而使心肌耗氧量增加。同时因心率加快，心室舒张时间相对缩短，使冠脉血流量减少，因而加重心肌缺氧。β受体阻断药通过拮抗β受体使心肌收缩力减弱、心肌纤维缩短速度减慢、心率减慢及血压降低，因而可明显减少心肌耗氧量。但它抑制心肌收缩力又可增加心室前负荷，同时因收缩力减弱，心室射血时间延长，导致心肌耗氧量增加，但最终效应仍是减少心肌耗氧量而缓解心绞痛。

2. 改善心肌缺血区供血　冠脉血管β受体阻断后致血管收缩，尤其在非缺血区明显。因此，非缺血区与缺血区血管张力差增加促使血液流向已代偿性扩张的缺血区，从而增加缺血区血流量。其次，由于心率减慢，心舒张期相对延长，有利于血液从心外膜血管流向易缺血的心内膜区。此外，β受体阻断剂也可增加缺血区侧支循环和增加缺血区血液灌注量。

3. 本类药物因阻断β受体，可抑制脂肪分解酶活性，减少心肌游离脂肪酸的含量；改善心肌缺血区对葡萄糖的摄取和利用而改善糖代谢和减少耗氧；促进氧合血红蛋白结合氧的解离而增加组织供氧。

【临床应用】　普萘洛尔、吲哚洛尔（pindolol）、噻吗洛尔（timolol）及选择性β_1受体阻断药阿替洛尔、美托洛尔和醋丁洛尔（acebutolol）等均可用于心绞痛。尤其是用于对硝酸酯类不敏感或疗效差的稳定型心绞痛，可使发作次数减少，对伴有心律失常及高血压者尤为适用。长期使用 β 受体阻断药能缩短仅有缺血心电图改变而无症状的心绞痛患者的缺血时间。β 受体阻断药还能降低近期有心肌梗死者心绞痛的发病率和死亡率。对冠状动脉痉挛诱发的变异型心绞痛不宜应用，因其 β 受体被阻断，α 受体相对占优势，易致冠状动脉收缩。该类药对心肌梗死也有效，能缩小梗死区范围，但因抑制心肌收缩力，应慎用。

β 受体阻断药和硝酸酯类合用时，宜选用作用时间相近的药物，通常以普萘洛尔与硝酸异山梨醇酯合用，两药能协同降低耗氧量，同时 β 受体阻断药能对抗硝酸酯类所引起的反射性心率加快和心肌收缩力增强，硝酸酯类可缩小 β 受体阻断药所致的心室前负荷增大和心室射血时间延长，二药合用可互相取长补短（表8-1），合用时用量减少，副作用也相应减少。但由于两类药都可降压，如血压下降过多，冠脉流量减少，对心绞痛不利。一般宜口服给药，因个体差异大，给药剂量应从小量开始逐渐增加剂量。停用 β 受体阻断药时应逐渐减量，如突然停用可导致心绞痛加剧和（或）诱发心肌梗死。对心功能不全、支气管哮喘、有哮喘既往史及心动过缓者不宜应用。长期应用后对血脂也有影响，本类药物禁用于血脂异常的患者。

表8-1　硝酸酯类、β 受体阻断药及钙通道阻滞药对决定心肌耗氧量诸因素的影响

心肌耗氧因素	硝酸酯类	β 受体阻断药	钙通道阻滞药	
			硝苯地平	维拉帕米
心室前负荷	↓	↑	↓	（-）
心室后负荷	↓	（-）	↓	↓
心率	反射性↑	↓	反射性↑	↓
收缩力	反射性↑	↓	反射性↑	↓

表中（-）表示无显著改变；↑表示升高；↓表示下降，反射性↑是由于血管扩张，血压下降导致交感神经兴奋

钙通道阻滞药是临床用于预防和治疗心绞痛的常用药，特别是对变异型心绞痛疗效最佳。本类药物尽管种类较多，化学结构不同，但都具有阻滞心肌细胞和平滑肌细胞的 L 型电压依赖性钙通道，抑制 Ca^{2+} 内流的作用，因而具有广泛的药理作用及临床应用，包括抗心律失常作用及降压作用。因此，心肌缺血伴高血压或心律失常者可选用。

【抗心绞痛作用及机制】　　钙通道阻滞药通过阻滞 L 型 Ca^{2+} 通道，抑制 Ca^{2+} 内流而产生以下作用：

1. 降低心肌耗氧量

钙通道阻滞药能使心肌收缩力减弱，心率减慢，血管平滑肌松弛，血管扩张，血压下降，心脏负荷减轻，从而使心肌耗氧量减少。

2. 舒张冠状血管

本类药物对冠脉中较大的输送血管及阻力小血管均有扩张作用，特别是对处于痉挛状态的血管有显著的解除痉挛作用，从而增加缺血区的血液灌注。此外还可增加侧支循环，改善缺血区的供血和供氧。

3. 保护缺血心肌细胞

心肌缺血时，细胞膜对 Ca^{2+} 的通透性增加和 Ca^{2+} 从细胞内排出到细胞外的能力下降，外钙内流的增加或细胞内 Ca^{2+} 向细胞外转运障碍，使胞内 Ca^{2+} 超载（Ca^{2+} overload），特别是线粒体内 Ca^{2+} 积聚，从而失去氧化磷酸化的能力，促使细胞凋亡和死亡。Ca^{2+} 通道阻滞药通过抑制外钙内流，减轻缺血心肌细胞的 Ca^{2+} 超载而保护心肌细胞，对急性心肌梗死者，能缩小梗死范围。

4. 抑制血小板聚集

不稳定型心绞痛与血小板黏附和聚集、冠状动脉血流减少有关，大多数急性心肌梗死也是由动脉粥样硬化斑块破裂、局部形成血栓突然阻塞冠状动脉所致。钙通道阻滞药阻滞 Ca^{2+} 内流，降低血小板内 Ca^{2+} 浓度，可抑制血小板聚集。

此外有报道表明钙通道阻滞药还可促进血管内皮细胞产生及释放内源性 NO 的作用。

【临床应用】　　钙通道阻滞药治疗心绞痛与 β 受体阻断药有许多相似之处，但与之相比有如下优点：①钙通道阻滞药因有松弛支气管平滑肌作用，故更适合心肌缺血伴支气管哮喘者。②钙通道阻滞药有强大的扩张冠状动脉作用，变异型心绞痛是最佳适应证。③钙通道阻滞药抑制心肌作用较弱，特别是硝苯地平还具有较强的扩张外周血管，降低外周阻力作用且血压下降后反射性加强心肌收缩力，可部分抵消对心肌的抑制作用，因而较少诱发心衰。④心肌缺血伴外周血管痉挛性疾病患者禁用 β 受体阻断药，而钙通道阻滞剂因扩张外周血管恰好适用于此类患者的治疗。常用于抗心绞痛的钙通道阻滞药有硝苯地平（nifedipine，又称心痛定）、维拉帕米（verapamil，又称异搏定）、地尔硫䓬（diltiazem，又称硫氮䓬酮）、哌克昔林（perhexiline，又称双环己哌啶）及普尼拉明（prenylamine，又称心可定）等。由于钙通道阻滞药有显者解除冠状动脉痉挛的作用，因此对变异型心绞痛疗效显著，对稳定型心绞痛及急性心肌梗死等也有效。

硝苯地平

扩张冠状动脉和外周小动脉作用强，抑制血管痉挛效果显著，对变异型心绞痛效果最好，对伴高血压患者尤为适用。对稳定型心绞痛也有效，对急性心肌梗死患者能促进侧支循环，缩小梗死区范围。可与β受体阻断药合用，增加疗效。有报道称硝苯地平可增加发生心肌梗死的危险，应引起重视。

维拉帕米

扩张冠状动脉作用较弱，对变异型心绞痛多不单独使用本药。对稳定型心绞痛有效，疗效近似普萘洛尔，它与β受体阻断药合用起协同作用，但两药合用可显著抑制心肌收缩力及传导系统，故合用要慎重。因其抑制心肌收缩力、抑制窦房结和房室结的传导，故对伴心衰、窦房结或明显房室传导阻滞的心绞痛患者应禁用。

地尔硫䓬

对变异型、稳定型和不稳定型心绞痛都可应用，其作用强度介于上述两药之间。扩张冠状动脉作用较强，对周围血管扩张作用较弱，降压作用小，对伴房室传导阻滞或窦性心动过缓者应慎用，又因其抑制心肌收缩力，对心衰患者也应慎用。

钙通道阻滞药与β受体阻断药联合应用可以治疗心绞痛，特别是硝苯地平与β受体阻断药合用更为安全，二者合用对降低心肌耗氧量起协同作用，β受体阻断药可消除钙通道阻滞药引起的反射性心动过速，后者可抵消前者收缩血管作用。临床证明对心绞痛伴高血压及运动时心率显著加快者最适宜。

第二节　其他抗心绞痛药物

血管紧张素转化酶抑制剂

血管紧张素转化酶抑制剂（angiotensin converting enzyme inhibitors，ACEI）包括卡托普利（captopril）、赖诺普利（lisinopril）和雷米普利（ramipril）等。该类药物不仅用于高血压和心衰的治疗，也可通过扩张动、静脉血管减低心脏前后负荷，从而减低心脏耗氧量，舒张冠状血管增加心肌供氧，以及对抗自由基减轻其对心肌细胞的损伤和阻止血管紧张素Ⅱ所致的心脏和血管重构作用。

卡维地洛

卡维地洛（carvedilol）是去甲肾上腺素能神经受体阻断药。因其既能阻断 β_1、β_2 受体和 α 受体又具有一定的抗氧化作用，故可用于心绞痛、心功能不全和高血压的治疗。

尼可地尔

尼可地尔（nicorandil）是 K^+ 通道激活剂，既有激活血管平滑肌细胞膜 K^+ 通道，促进 K^+ 外流，使细胞膜超极化，抑制 Ca^{2+} 内流作用，还有释放 NO，增加血管平滑肌细胞内 cGMP 生成的作用。上述两种作用的结果使血管平滑肌松弛，冠脉血管扩张，冠状动脉供血增加和减轻 Ca^{2+} 超载对缺血心肌细胞的损害。主要适用于变异型心绞痛和慢性稳定型心绞痛，且不易产生耐受性。同类药还有吡那地尔（pinacidil）和克罗卡林（cromakalim）。

吗多明

吗多明（molsidomine）的代谢产物作为 NO 的供体，释放 NO，通过与硝酸酯类相似的作用机制，扩张容量血管及阻力血管，降低心肌耗氧量，改善侧支循环，改善心肌供血。舌下含服或喷雾吸入用于稳定型心绞痛或心肌梗死伴高充盈压患者，疗效较好。

制剂及用法

硝酸甘油（nitroglycerin）　片剂：每片 0.3mg，0.5mg，0.6mg。每次 0.3～0.6mg，舌下含化。贴剂（transderm-nitro 5 及 10），在 24 小时内可分别吸收 5 及 10mg 硝酸甘油，宜夜间贴用，1 次/天，贴皮时间不超过 8 小时。

硝酸异山梨酯（isosorbide dinitrate 消心痛）　片剂：每片 2.5mg，5mg，10mg。每次 5～10mg，舌下含化。

单硝酸异山梨酯（isosorbide mononitrate）　片剂：每片 20mg。每次 20mg，2～3 次/天，口服。

盐酸普萘洛尔（propranolol hydrochloride）　片剂：每片 10mg。抗心绞痛：每次 10mg，3 次/天，可根据病情增减剂量。

硝苯地平（nifedipine 心痛定）　片剂：每片 10mg。每次 10～20mg，3 次/天，口服。缓释片，每次 20mg，1～2 次/天。

第九章　医院药学部（科）的组织机构及管理

医院药学部（科）是在院长直接领导下的医院药学科学技术职能部门，既具有很强的专业技术性，又有执行药政法规和药品管理的职能性，是代表医院对全院药品实施监督管理的职能机构。加强医院药学的管理对提高临床用药的合理性和医疗质量，加强药学服务以获得社会效益，加强经营管理，开创合理的经济效益，都具有极其重要的意义。

药学部（科）已经发展成为临床专业部门。合理的组织机构和人员编制有利于药学人才的成长和发展，有利于医院药学学科的发展，有利于医院药学的工作质量和工作效率，以及医院整体治疗水平的提高，以便更好地为社会服务。

第一节　医院药学部（科）的管理组织机构和职责

药学部（科）管理组织机构的设置，应考虑到医院实施以患者为中心的服务模式的需要。药学部（科）的规模虽有区别，但基本任务是一致的，即保证医疗任务的完成。机构的设置应以患者为中心，以服务患者、方便患者，更好实施药学服务为原则，其次应根据医院功能的需要进行机构设置。

由于在不同地区，不同医疗机构的医疗、教学和科研的工作量有所区别，工作量和人员编制对药学部（科）组织机构的设置可能会产生影响。目前各级医院在预防、医疗、康复、教学和科研等方面各有专长，医院的运行模式、人员编制、专业功能不完全相同，药学部（科）的组织机构应随之不同。随着医药科学的发展，医院药学的内涵也在不断发展变化中，药学部（科）的组织机构也呈动态发展趋势。

一、医院药学部（科）的管理组织机构

医院药学部（科）根据医院规模的大小一般设置有：中（西）药调剂、制剂（普通制剂、灭菌制剂和中药制剂等）、中（西）药库、药品检验、药学研究、临床药学、情报资料等专业科（室），并设科（室）主任。医院药学部（科）的各级机构按垂直系统直线排列，各级主管人员对所属下级拥有直接的领导职权，组织中的每个成员只对直接上级负责。药学部（科）的各专业科（室）

基本是以工作或任务的性质来划分，根据业务活动的目标来设计的。组织中的每个专业科（室）和职员都必须完成规定的工作，并为此赋予相应的职责和权力。例如，药品供应科（药库）的药事必须履行药品购入、药品保管和药品发放等职责，也有权拒绝不符合规定的药品采购和请领要求。

医院药事管理的组织机构主要由医院药学部（科）及有关药品监督管理部门组成，依医院规模、机构设置、人员编制、任务不同而有所区别。

二、医院药学部（科）的部门职责

医院药学部（科）在院长直接领导下，按《药品管理法》及《药品管理法实施条例》监督、检查本院各医疗科室合理使用药品，防止滥用和浪费。医院药学部（科）必须根据医疗、科研的实际需要，及时准确地采购药品、调配处方和制备制剂，参与合理用药，做好新药试验和药品疗效评价工作，收集药品不良反应，及时向卫生行政部门汇报并提出需要改进和淘汰品种的意见。

由于各级医院的规模、性质和任务不同，医院药学部（科）的职责也不完全一致，具体职责有：

1. 根据本院医疗和科研需要，负责采购药品，做好供应。

2. 及时准确地调配处方，按临床需要制备制剂及加工炮制中药材。

3. 负责做好用药咨询，结合临床搞好医疗工作。

4. 加强药品质量管理，建立健全药品监督和检验制度，以保证临床用药安全有效。

5. 根据临床需要，积极研究中西药的新制剂，运用新技术研发新剂型。

6. 负责承担医药院校教学、实习及药学人员进修。

7. 开展科研工作，不断提高专业技术水平。

8. 制订药品经费预算，合理使用经费。

9. 积极开展临床药学工作，参与临床药物治疗，制订个体化给药方案。

10. 开展药物不良反应监测工作，协助临床遴选药物。

11. 根据临床需求，确定合理的药品结构，最大限度地提高用药经济性和处方治疗价值。

12. 合理使用药物并取得适度合理的经济效益。

第二节　医院药事管理

一、医院药事管理的内涵和特点

医院药事管理是指医院以服务患者为中心，以临床药学为基础，促进临床科学、合理用药的药学技术服务和相关的药品管理工作。具有广义和狭义之分，广义是指对医院药学实践进行的计划、组织、人员配备、领导和控制；狭义是指对医院药学部（科）及其业务进行的管理活动。

目前国外大多是从广义的角度对医院药事进行论述的，表明了其管理活动已达到一个相当高的水平。而我国当前医院药事管理的主体、核心依然围绕着医院药学部（科）的活动。其内容大致包括药品采购供应、本院制剂生产管理、药品质量管理、临床用药管理（包括计划、组织、监督及评价）、药品信息管理、科研管理及药学人员的学习与实践管理等。

医院药事管理具有专业性、实践性和服务性很强的特点。专业性是指医院药事管理不同于一般行政管理工作，具有明显的药学专业特征；实践性是指医院药事管理是各种管理职能和方法在医院药事活动中的实际运用；而服务性则突出了医院药事管理的目的，即保障医院药学服务工作的正常运行和不断发展，围绕医院的总目标，高质高效地向患者和社会提供医疗卫生保健的综合服务。

二、医院药事管理与药物治疗学委员会的组成和任务

《医疗机构药事管理规定》第二章第七条规定：二级以上医院应当设立药事管理与药物治疗学委员会；其他医疗机构应当成立药事管理与药物治疗学组。药事管理与药物治疗学委员会（组）监督、指导本机构科学管理药品和合理用药。

（一）医院药事管理与药物治疗学委员会（组）的组成

医院药事管理与药物治疗学委员会一般由5~7人组成。其中设主任委员1名，副主任委员1名。医院业务主管负责人任主任委员，药学部门负责人任副主任委员。二级以上医院药事管理与药物治疗学委员会委员由具有高级技术职务任职资格的药学、临床医学、护理和医院感染管理、医疗行政管理等人员组成。基层医院的药事管理与药物治疗学组，可以根据情况由具有中级以上技术职务任职资格的上述人员组成。

（二）医院药事管理与药物治疗学委员会（组）的任务

医院药事管理与药物治疗学委员会（组）应建立健全相应的工作制度，其日常工作由药学部门负责。药事管理与药物治疗学委员会（组）的主要任务有：

1. 贯彻执行医疗卫生及药事管理等有关法律、法规、规章。审核制定本机构药事管理和药学工作规章制度，并监督实施。

2. 制定本机构药品处方集和基本用药供应目录。

3. 推动药物治疗相关临床诊疗指南和药物临床应用指导原则的制定与实施，监测、评估本机构药物使用情况，提出干预和改进措施，指导临床合理用药。

4. 分析、评估用药风险和药品不良反应、药品损害事件，并提供咨询与指导。

5. 建立药品遴选制度，审核本机构临床科室申请的新购入药品、调整药品品种或供应企业，以及申报医院制剂等事宜。

6. 监督、指导麻醉药品、精神药品、医疗用毒性药品及放射性药品的临床使用与规范化管理。

7. 对医务人员进行有关药事管理法律法规、规章制度和合理用药知识教育培训，向公众宣传安全用药知识。

从以上的主要任务可以看出，医院药事管理与药物治疗学委员会（组）对加强全院的药品监督管理力度、提高药物治疗学水平、推动合理用药等起了关键作用。

第三节　医院药学部（科）的人员组成及要求

现代医院药学工作已不再是单纯的药品供应，而是向着技术服务型的方向发展，体现了高度的科学性、严密性和复杂性。因此，合理地编配药学人员，是有效地完成药学部（科）担负的药品供应、制剂制备、临床药学、科学研究及药物情报收集等各项职责的根本保证。要适应医药科学的进步与发展，药学部（科）在考虑人员组成时，应遵循功能需要、能级对应和动态发展的原则，根据医院的类型、等级与职责，按医院药学各专业的需要，合理选配人员，形成稳定的层次结构，配备相应的高、中、初级职称，依据职责提出明确的要求，促进相互之间的配合，以有利于发挥各级人员的积极性与技术专长，保证医院药学工作协调进行。

一、医院药学部（科）主任的知识结构及能力要求

（一）药学部（科）主任的知识结构

1. 三级医院设置药学部，根据实际情况设置二级科室，主任或负责人应由具有高等学校药学专业或临床药学专业本科以上学历及本专业高级技术职务任职资格的药师担任，药学部办公室下设专职秘书，二级科主任应由副主任药师担任。

2. 二级医院的负责人应由具有本科以上学历的具有高级技术职务任职资格的人员担任。

3. 除诊所、卫生所、医务室、卫生保健所、卫生站以外的其他医疗机构药学部门负责人应当具有高等学校药学专业专科以上或中等学校药学专业毕业学历，及药师以上专业技术职务任职资格。

非药学专业技术人员均不得担任药学部（科）主任、副主任，依法取得相应资格的药学专业技术人员方可从事药学专业技术工作。

（二）药学部（科）主任的能力要求

药学部（科）既是医院的技能科室，又是职能部门，是一个随机性较强的服务系统，又是医院药品质量管理的职能部门。工作范围大，涉及面广，管理的人员多，层次复杂。作为药学部（科）的主任必须具备高等学历，具有较高的自身素质、良好的领导作风和高度的事业心与责任感，必须十分重视培养工作人员掌握现代科学技术在业务工作中的应用能力，注重药品质量和工作质量，其中最重要的条件是积极进取、责任心强、精力充沛、公正无私和善于合作。

高速发展的药学事业要求管理者管理思想现代化，管理组织高效化，管理人员专业化，管理方式民主化，管理方法科学化，管理手段自动化。要求管理者具有以下三方面的能力。

1. 专业技术能力

一个药学部（科）的管理者应该具备一定的专业技术能力，要掌握药学专业知识、医学科学知识及卫生经济学、药事管理学等基础知识。药学部（科）主任应该是这方面的专家，否则将无法与组织内的技术人员沟通，也无法组织和领导专业人员工作。

2. 组织协调能力

药学部（科）的管理者要具有协调各部门的工作、任务和效率的能力。了解医院药学在医院中的地位和作用，了解各部门之间相互依赖和相互制约的关系，善于处理人际关系，能够调动各类人员的积极性、主动性、创造性，既做好院内的横向联系，又兼顾本部门内部之间的纵向管理及外部门跨专业之间的社会交往。

3. 开拓创新能力

药学部（科）主任面临的问题错综复杂，如何从中发掘关键性的问题，了解各种方案的优劣、风险的大小，主要依赖管理者所具有的思考能力与开拓创新能力。药学部（科）主任作为管理者、领导者，既要管理事与物，又要带领人群，最重要的就是要观念领先、思维敏捷、方向明确，要能开拓创新、预见未来。

药学部（科）主任作为学科带头人，在日常工作中还应具有设计（计划）工作能力，指导下级解决疑难问题，不断吸取经验教训，提高工作能力。

二、医院药学部（科）专业技术人员的技术职称和主要职责

（一）医院药学部（科）专业技术人员的技术职称

医院药学部（科）药学专业技术人员中，有药师以上职称人员、药剂士与药剂员，三者的比例因医院规模而异。医院药师的职称与称号也有不同。中国医院药师分为中药师、西药师两类，各类中又分为主任药师、副主任药师、主管药师、药师和药士五级职称。各级医院药学部（科）的技术人员在学历、职称上有相应的要求：

1. 医院药学部（科）专业人员必须是所设专业相应学科的毕业生。药学人员岗位设置和药学人员配备，应当能够保障药学专业技术人员发挥职能，确保药师完成工作职责和任务。

2. 药学专业技术人员数量不得少于医院卫生专业技术人员总数的8%，设置静脉用药调配中心、对静脉用药实行集中调配的药学部，所需的人员以及药学部的药品会计、运送药品的工人，应当按照实际需要另行配备。

3. 三级综合医院药学人员中具有高等医药院校临床药学专业或者药学专业全日制本科毕业以上学历的，应当不低于药学专业技术人员的30%；药学专业技术人员中具有副高级以上药学专业技术职务任职资格的，应当不低于13%，教学

医院应当不低于15%，并培养、配备专科临床药师。

4. 二级综合医院药学人员中具有高等医药院校临床药学专业或者药学专业全日制本科毕业以上学历的，应当不低于药学专业技术人员的20%，药学专业技术人员中具有副高级以上药学专业技术职务任职资格的，应不低于6%，并培养、配备临床药师。

（二）药学专业技术人员的主要职责

1. 认真执行国家对药品使用领域管理的政策法规和各项制度，对其职责范围内的药品质量负责。

2. 审核处方中的药品，判断处方是否合理，拒绝调配不合理的处方；能够快速准确地调配处方，并指导患者合理用药；负责分发、销售非处方药，向消费者介绍、推荐最佳治疗药物和用药指导。

3. 负责医院自制制剂的配制、质量检验工作，负责全院药品的抽检、检定工作。

4. 开展用药咨询，向医师、护士、患者等提供用药信息，指导合理用药；结合临床开展治疗药物监测、新药试验和药品临床疗效评价工作，开展药品不良反应监测。

5. 组织和参与医院药品采购计划的制订、各项规章制度与操作规范的制定和修改，依法实施药品监督，抵制违反国家药品管理法规的行为，并及时向上级主管部门汇报。

6. 指导培养药学人员，如对科室中低年资药师和下级药师工作进行指导、解答疑问；指导进修生、实习生的教学业务；符合条件的高级职称人员可带研究生等。

三、医院药学人员的职业素质要求

1. 药师是广泛掌握药品知识的专业人员，应充分发挥其职能作用，担负起有利于增进人民健康的社会责任和义务。

2. 药师要时刻想到其业务直接关系着人的生命与健康，要不断吸取新知识、新技术、新信息，将日新月异的药品知识提供给医务工作者，提高治疗水平，努力为人类的卫生事业做贡献。

3. 药师是在药品制剂、调剂、检验、供应、管理等各个环节上完成特定任务的专业人员，必须保证把符合药典和有关药品质量标准的药品制剂提供给患者，严禁假劣药品进入药学部（科）并将其发给患者。

4. 严格工作制度，严守操作规程，努力并特别用心调配处方和制备制剂，必须做到万无一失。

5. 对要求重新调配的处方，须及时与医师联系。不得对患者就处方乱加评论。

6. 药师要文明礼貌，热心为患者服务，耐心解答患者的问题；要廉洁奉公，不徇私情，决不借职务之便谋取私利。

四、医院药学技术人员的培训和继续教育

根据国家卫生和计划生育委员会的要求，继续药学教育是继高等医药院校基本教育和毕业后规范化培训之后，以学习新理论、新知识、新技术和新方法为主的终身性的药学教育。目的是使药学技术人员在整个专业生涯中，保持高尚的医德医风，不断提高专业工作能力和业务水平，跟上药学学科的发展。继续药学教育规定了继续药学教育的对象，即高等医药院校毕业后，通过规范或非规范的专业培训；或非高等医药院校毕业，具有中级或中级以上专业技术职务，正在从事医院药学专业或药品检验专业技术工作的药学技术人员。

（一）继续药学教育项目的类型

1997 年原卫生部成立"卫生部继续教育委员会药学学科组"，并于同年正式发文颁布了《继续药学教育试行办法》，使得继续药学教育在全国范围内走上了轨道。我国的继续医学教育（包括继续药学教育）实行分级管理和学分制。按活动性质，学分分为一类学分、二类学分。一类学分是授予由国家卫生和计划生育委员会继续医学教育委员会和省、市、自治区继续医学教育委员会和全军继续医学教育指导委员会审批认可的项目；或国家卫生和计划生育委员会部属院校、直属单位和中华医学会总会举办，向国家卫生和计划生育委员会医学教育委员会专项备案的项目（一类项目可包括国家级、军队级和省级项目）。二类学分是授予由各地和各单位举办的其他类型的学习班、学术会议等学术活动；还包括自学内容和发表的论文、出版的专著、获得的科技成果和基金、出国学习以及参加的教学工作等。国家对各种类型的学分如何计算都有详细的规定，要严格按照规定来执行。

继续药学教育的学分已作为药学技术干部业务能力和工作业绩的考核内容，并和职称的晋升和聘任联系起来。继续教育学分每年统计一次，记入本人技术

档案。

（二）岗位培训

医院药学是一门综合性、实用性很强的药学分支学科，涉及面很广，工作范围与研究内容包括调剂、制剂、质量监控、药品供应、临床药学、临床药理、药事管理及药学研究等方面，其主要目的是保证药品质量，加强合理用药，保证患者用药安全有效，以及运用药学知识服务于患者。

对刚刚从院校毕业的药学工作者，正是以能够全面胜任医院药学工作为目标，采用轮转培训的方式进行岗位培训。轮转的时间为 1～2 年，分调剂、制剂、临床药理、临床药学和药检等几个阶段，由具有经验的高年资药师带教，在药学部（科）的各个工作室跟班工作。经过轮转并通过组织考核成绩合格者，即可根据本人的特长和科里的业务建设及工作需要安排到具体岗位发挥作用。不合格者则被视为不能胜任工作。考核的成绩将与本人的晋职晋级联系起来。

（三）在职业务教育

在职业务教育是指医院药学技术人员在岗工作期间所进行的短期脱产培训，包括进修、参加卫生行政部门和学术团体举办的学习班或培训班、出国研修等。在职业务教育是有针对性的培训，期望通过学习或进修能够解决在本单位工作中遇到的某些具体问题，或本单位准备开展某项工作但没有实际工作经验，或正在开展某项课题研究希望得到更好的实验条件及开展项目合作等，在职业务教育期限一般不超过 1 年。通过在职业务教育，能够提高医院药学人员的学术水平和整体素质，使其开阔视野，扩大知识面，增强才干，也有利于开展学术交流。在职业务教育是在中国医院药学中开展的一项经常性工作，虽然医院的规模大小、起点的高低不一，但该工作取得了令人满意的效果。

（四）执业药师继续教育

执业药师是指经全国统一考试合格，取得《执业药师资格证书》并经注册登记，在药品生产、经营、使用等单位中执业的药学技术人员。目前，我国在药品生产和药品流通领域实施执业药师资格制度，国家食品药品监督管理局负责执业药师资格考试及培训管理工作，根据 2003 年 12 月 20 日起施行的国食药监人〔2003〕298 号文件，即《执业药师继续教育管理暂行办法》，国家对执业药师参加继续教育作了相关的规定。

1. 执业药师继续教育的目的与对象

开展执业药师继续教育的目的是使执业药师保持良好的职业道德，以患者和消费者为中心，认真履行职责，开展药学服务；不断提高执业药师的业务水平，包括药学专业素质、法律知识及依法执业能力，提升药学服务质量，维护公众的身体健康，保障公众用药安全、有效、经济、合理。

教育对象是针对已取得《中华人民共和国执业药师资格证书》的人员，接受继续教育是执业药师的义务和权利，取得《执业药师资格证书》的人员每年须自觉参加继续教育，并完成规定的学分。执业药师的供职单位应积极支持、鼓励执业药师参加继续教育。

2. 执业药师继续教育的内容

以适应执业药师工作岗位的实际需要为度，注重科学性、先进性、实用性和针对性，适应执业药师提供高质量药学服务的基本要求，执业药师继续教育的内容主要包括有关法规、职业道德和药学、中药学及相关专业知识与技能，并分为必修、选修和自修三类。其中必修内容是按照《全国执业药师继续教育指导大纲》的要求，执业药师必须进行更新、补充的继续教育内容；选修内容是按照《全国执业药师继续教育指导大纲》的要求，执业药师可以根据需要有选择地进行更新、补充的继续教育内容；自修内容是按照《全国执业药师继续教育指导大纲》的要求，执业药师根据需要在必修、选修内容之外自行选定的与执业活动相关的继续教育内容，其形式灵活多样，包括参加研讨会、学术会，阅读专业期刊，参加培训、学历教育，讲学，自学以及研究性工作计划、报告或总结、调研或考察等。

3. 执业药师继续教育的形式及学分管理

执业药师继续教育包括网络教育、远程教育、短期培训、学术会议、函授、刊授、广播、视像媒体技术、业余学习等多种形式。以杂志《药学服务与研究》为例，每期刊登继续教育内容，执业药师对每期内容所附的习题作答后寄回编辑部，收集后将其转交药学会，通过后授予一定的学分。

执业药师继续教育实行学分制，执业药师每年参加继续教育获得的学分不得少于15学分，注册期3年内累计不得少于45学分。其中必修和选修每年不得少于10学分，自修内容学习可累计获取学分。执业药师继续教育实行登记制度，执业药师获取的学分在《执业药师继续教育登记证书》上登记后，在全国范围内有效，该证书是执业药师再次注册的必备证件。

第四节　医院药事管理法规及规章制度

一、医院药事管理相关法律法规

在医院药事管理中，各项规章制度的制定及执行依据主要是我国的各项法律法规，其中包括《中华人民共和国药品管理法》《中华人民共和国药品管理法实施条例》《处方药与非处方药分类管理办法》《药品生产质量管理规范》《医疗机构制剂配制质量管理规范》《麻醉药品与精神药品管理条例》《进口药品管理办法》《药品流通监督管理办法》《国家基本药物目录管理办法》《医院处方点评管理规范》《静脉用药集中调配质量管理规范》《医疗机构药事管理规定》《药品不良反应报告和监测管理办法》《医疗机构药品监督管理办法》等。

二、医院药事管理规章制度

医院药事管理制度主要针对医院药学部（科）的工作岗位制定相应的药品调剂、药品制剂、药品出入库、药品不良反应报告、医疗事故处理原则等规章制度。各医院可以根据本院自身特点，以《药品管理法》等相关法律法规为依据，部（科）各职能科室的分工不同，分别制定各岗位的管理规章制度。例如：《药品调剂岗位管理制度》《药品检验岗位管理制度》《药品制剂岗位管理制度》《药品保管养护管理制度》《药品的采购经营管理制度》《不良反应监测及其处理制度》《不合格药品退货管理制度》等。

第十章 医院药品调配

医院药品调配是指药师在药房依据医师处方或医嘱，将药品准备好发给患者并进行用药交代，回答患者咨询的服务过程，是药剂科的主要工作之一。医院药品调配的最终目的是使患者通过安全、有效的药物治疗恢复健康，获得满意的生活质量。因此，药品调配工作每个环节的工作质量对患者药物治疗都将产生一定的影响。《处方管理办法》和相应规章制度的出台，使医生和药师的工作更加规范。

为了给予患者更多优质的服务，医疗机构门（急）诊药品调剂室将由封闭式向开放式转变；同时，建立现代化的医院药房、合理用药审核系统，实行静脉用药集中调配，体现了医院药品调剂的发展趋势，这将更加有利于提高医院的合理用药和医疗服务的水平，提高患者的生存质量。

第一节 处方管理

一、处方

处方是指由注册的执业医师和执业助理医师（以下简称医师）在诊疗活动中为患者开具的，由取得药学专业技术职务任职资格的药学专业技术人员（以下简称药师）审核、调配、核对，并作为患者用药凭证的医疗文书。处方包括医疗机构病区用药医嘱单。

（一）处方的种类

1. 根据性质和作用分类

根据性质和作用可将处方分为以下 3 种类型。

（1）法定处方：指《中华人民共和国药典》、国家食品药品监督管理总局颁布标准收载的处方。它具有法律的约束力，在医师开具法定制剂时，均需照此规定执行。

（2）医师处方：是医师为患者诊断、治疗和预防用药所开具的处方。

（3）协定处方：是医院药学部（科）根据医院经常性医疗需要，与临床医师共同协商制定的处方。该类处方适合大量配制和储备，便于控制药品的品种和数量，提高配方速度。

2. 根据处方的种类和颜色分类

根据《处方管理办法》中对处方的种类和颜色分为以下 5 种类型。

（1）普通处方：印刷用纸为白色。

（2）急诊处方：印刷用纸为淡黄色，右上角标注"急诊"。

（3）儿科处方：印刷用纸为淡绿色，右上角标注"儿科"。

（4）麻醉药品和第一类精神药品处方：印刷用纸为淡红色，右上角标注"麻、精一"。

（5）第二类精神药品处方：印刷用纸为白色，右上角标注"精二"。

（二）处方的结构

1. 前记

前记包括医疗机构名称、费别、患者姓名、性别、年龄、门诊或住院病历号、科别或病区和床位号、临床诊断、开具日期等。可添列特殊要求的项目。

麻醉药品和第一类精神药品处方包括患者的身份证明编号，代办人姓名、身份证明编号。

2. 正文

正文以 Rp 或 R（拉丁文 Recipe "请取" 的缩写）标示，分列药品名称、剂型、规格、数量、用法用量。

3. 后记

后记医师签名或者加盖专用签章，药品金额以及审核、调配、核对、发药药师签名或者加盖专用签章。

（三）处方的意义

1. 法律意义

在医疗工作中，处方反映了医、药、护各方在药物治疗活动中的法律权利与义务，由于处方书写或调配错误而造成医疗事故时，开具处方医师或调配处方的药剂人员均应承担相应的法律责任。因此，要求医师和药师在处方上签字，以示负责。

2. 技术意义

技术意义是指开具或调配处方的人员都必须是经过医药院校系统专业学习，并经资格认定的医药卫生技术人员担任。医师对患者做出明确诊断后，在安全、合理、有效、经济的原则下，开具医师处方。药学技术人员按医师处方上写明的药品名称、剂型、规格、数量、用法及用量进行调配，并将药品发给患者，同时进行用药指导，体现出开具或调配处方的技术性。

3. 经济意义

经济意义是指处方是药品消耗及药品经济收入结账的凭据，是药剂科统计医疗药品消耗、预算采购药品的依据；也是患者在治疗疾病，包括门诊、急诊、住院全过程用药的真实凭证。

（四）处方格式

根据《处方管理办法》第五条，处方标准由国家卫生和计划生育委员会统一规定，处方格式由省、自治区、直辖市卫生行政部门统一制定，处方由医疗机构按照规定的标准和格式印制。

二、处方制度

（一）处方权的规定

经注册的执业医师和执业助理医师在执业地点取得相应的处方权。试用期人员开具处方，应当经所在医疗机构有处方权的执业医师审核并签名或加盖专用签章后方有效。进修医师由接收进修的医疗机构对其胜任本专业工作的实际情况进行认定后授予相应的处方权。执业医师经考核合格后取得麻醉药品和第一类精神药品的处方权，药师经考核合格后取得麻醉药品和第一类精神药品调剂资格。

（二）处方书写规定

1. 患者一般情况、临床诊断填写清晰、完整，并与病历记载相一致。每张处方限于一名患者用药。

2. 字迹清楚，不得涂改；如需修改，医师应当在修改处签名并注明修改日期。

3. 患者年龄应当填写实足年龄，新生儿、婴幼儿写日、月龄，必要时要注明体重。

4. 西药和中成药可以分别开具处方，也可以开具一张处方，中药饮片应当单独开具处方。开具西药、中成药处方，每一种药品应当另起一行，每张处方不得超过 5 种药品。

5. 中药饮片处方的书写，一般应当按照"君、臣、佐、使"的顺序排列；调剂、煎煮的特殊要求注明在药品右上方，并加括号，如布包、先煎、后下等；对饮片的产地、炮制有特殊要求的，应当在药品名称之前写明。

6. 药品用法用量应当按照药品说明书规定的常规用法用量使用，特殊情况需要超剂量使用时，应当注明原因并再次签名。

7. 除特殊情况外，应当注明临床诊断。开具处方后的空白处画一斜线以示处方完毕。

8. 处方医师的签名式样和专用签章应当与院内药学部门留样备查的式样相一致，不得任意改动，否则应当重新登记留样备案。

（三）药品名称、用法的规定

药品名称应当使用规范的中文名称书写，没有中文名称的可以使用规范的英文名称书写。医师开具处方应当使用经药品监督管理部门批准并公布的药品通用名称、新活性化合物的专利药品名称和复方制剂药品名称。医师开具院内制剂处方时应当使用经省级卫生行政部门审核、药品监督管理部门批准的名称。医师可以使用由国家卫生和计划生育委员会公布的药品习惯名称开具处方；医疗机构或者医师、药师不得自行编制药品缩写名称或者使用代号；书写药品名称、剂量、规格、用法用量要准确规范，药品用法可用规范的中文、英文、拉丁文或者缩写体书写，但不得使用"遵医嘱""自用"等含糊不清字句。

（四）药品剂量与数量的规定

用阿拉伯数字书写。剂量应当使用法定剂量单位：重量以克（g）、毫克（mg）、微克（μg）、纳克（ng）为单位；容量以升（L）、毫升（mL）为单位；国际单位（IU）、单位（U）；中药饮片以克（g）为单位。

片剂、丸剂、胶囊剂、颗粒剂分别以片、丸、粒、袋为单位；溶液剂以支、瓶为单位；软膏及乳膏剂以支、盒为单位；注射剂以支、瓶为单位，应当注明含量；中药饮片以剂为单位。

（五）处方限量规定

处方开具当日有效。特殊情况下需延长有效期的，由开具处方的医师注明有效期限，但有效期最长不得超过 3 日。处方一般不得超过 7 日用量；急诊处方一般不得超过 3 日用量；对于某些慢性病、老年病或特殊情况，处方用量可适当延长，但医师应当注明理由。

（六）特殊管理药品用量规定

麻醉药品、精神药品、医疗用毒性药品的处方用量应当严格按照国家有关规定执行。

1. 门（急）诊患者麻醉药品、第一类精神药品注射剂每张处方为一次常用量；控缓释制剂每张处方不得超过 7 日常用量；其他剂型每张处方不得超过 3 日常用量。

2. 门（急）诊癌症疼痛患者和中、重度慢性疼痛患者麻醉药品、第一类精神药品注射剂每张处方不得超过 3 日常用量；控缓释制剂每张处方不得超过 15 日常用量；其他剂型每张处方不得超过 7 日常用量。

3. 第二类精神药品每张处方一般不得超过 7 日常用量；对于某些特殊情况的患者，处方用量可以适当延长，但医师应当注明理由。

4. 医疗单位供应和调配毒性药品，凭医师签名的正式处方。每张处方剂量不得超过 2 日极量。

（七）电子处方的管理

医师利用计算机开具、传递普通处方时，应当同时打印出纸质处方，其格式与手写处方一致；打印的纸质处方经签名或者加盖签章后有效。药师核发药品时，应当核对打印的纸质处方，无误后发给药品，并将打印的纸质处方与计算机传递处方同时收存备查。

（八）处方保存规定

处方由调剂处方药品的医疗机构妥善保存。普通处方、急诊处方、儿科处方保存期限为 1 年，医疗用毒性药品、第二类精神药品处方保存期限为 2 年，麻醉药品和第一类精神药品处方保存期限为 3 年。处方保存期满后，经医疗机构主要负责人批准、登记备案，方可销毁。

（九）处方点评制度

医疗机构应当建立处方点评制度，对处方实施动态监测及超常预警，登记并通报不合理处方，对不合理用药及时干预。

三、处方常用缩写词

q. d.（每日 1 次）	b. i. d.（每日 2 次）	t. i. d.（每日 3 次）
q. i. d.（每日 4 次）	q. h.（每小时）	q. m.（每晨）
q. n.（每晚）	q. 6h.（每六小时 1 次）	q. 2d.（每二日 1 次）
a. c.（饭前）	p. c.（饭后）	h. s.（睡前）
a. m.（上午）	p. m.（下午）	p. r. n.（必要时）
s. o. s.（需要时）	stat.！（立即）	cito！（急速地）
i. d.（皮内注射）	i. h.（皮下注射）	i. m.（肌内注射）
i. v.（静脉注射）	i. v. gtt.（静脉滴注）	p. o.（口服）
Rp.（取）	co.（复方的）	Sig. 或 S.（用法）
Lent！（慢慢地）	U（单位）	IU（国际单位）
Amp.（安瓿剂）	Caps.（胶囊剂）	Inj.（注射剂）
Sol.（溶液剂）	Tab.（片剂）	Syr.（糖浆剂）

第二节　医院药品调剂工作概述

一、医院药品调剂工作的内容

药品调剂是指配方发药，又称调配处方，是药剂科的主要工作之一。药品调剂是集专业性、技术性、管理性、法律性、事务性、经济性于一体的活动过程，需要药师、医师、护士、患者（或其家属）、会计等相互配合、共同完成。

医院药学部（科）的调剂工作大体上可分为门诊调剂（包括急诊调剂）、住院调剂和中药调剂三部分。调剂工作的内容主要包括以下几个方面：

1. 根据医师处方为患者提供合格药品，同时按处方要求向患者说明每一种药品的用法用量、用药注意事项、可能出现的不良反应，以及出现不良反应的简单处理方法。

2. 负责临床科室请领单的调配发放工作，监督并协助病区做好药品管理和合理使用工作。

3. 做好药品的请领、保管工作，在保障药品及时供应的同时，防止药品积压和浪费，并做好药品的分装工作，确保药品质量。

4. 加强与临床科室的联系，开展临床药学工作，通过定期提供药品供应信息或新药介绍等资料，为临床合理使用药品提供信息。

5. 为临床医务工作者和患者提供药物咨询服务，监督和指导药品的合理应用和正确使用，保证患者用药安全、有效。

6. 收集患者用药的不良反应资料，并填表上报，协助临床医师对新药进行观察分析和评价工作。

7. 肠外营养、抗菌及抗肿瘤药物等在内的静脉药物的配制。

二、处方调配的一般程序和工作要求

（一）处方调配的一般程序

调剂人员应当既准确又快速地配方，确保患者用药有效、安全、合理、经济。针对调剂业务工作量大、品种多、随机性强的特点，调剂人员应熟悉调剂工作流程，以提高工作效率。调剂工作的流程如图 10-1 所示。

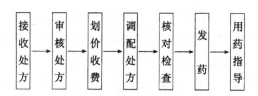

图 10-1　调剂工作流程图

调剂工作包括 3 个程序：处方调配程序、核查程序和发药程序。调配处方完成要与处方逐一核对，核对无误后签名或盖章；调配完成后由另一名药师核查，逐一检查药品外观有效期等，确认无误后签字；最后是发药程序，核对药品与处方的相符性，发现调配处方错误时，将处方和药品退回调配处方者，及时更正。发药时要同时进行用药指导，交代每种药品的用法和注意事项。

医疗机构门（急）诊药品调剂室应当实行大窗口或者柜台式发药。住院（病房）药品调剂室对注射剂按日剂量配发，对口服制剂药品实行单剂量调剂配发。肠外营养液、危害药品静脉用药应当实行集中调配供应。

（二）处方调剂工作的具体要求

药品是用来诊断、治疗和预防疾病的特殊商品，有时小剂量即可引起较大的生理病理反应，所以准确调配处方是实现患者安全有效使用药品的关键，一旦调配时发生差错事故，轻者延误患者的治疗，重者给患者带来生理和心理的创伤，甚至造成死亡。因此，处方调剂质量管理体现在处方调配应严格执行《处方管理办法》和医疗保险制度中的各项规定，在日常调配中预防差错的发生，提高药疗的安全性。处方调剂规定有：

（1）取得药学专业技术职务任职资格的人员方可从事处方调剂工作。

（2）药师在执业的医疗机构取得处方调剂资格。药师签名或者专用签章式样应当在本机构留样备查。

（3）具有药师以上专业技术职务任职资格的人员负责处方审核、评估、核对、发药以及安全用药指导；药士从事处方调配工作。

（4）药师应当凭医师处方调剂处方药品，非经医师处方不得调剂。对于不规范处方或者不能判定其合法性的处方，不得调剂。

（5）药师应当按照操作规程调剂处方药品，认真审核处方，准确调配药品，正确书写药袋或粘贴标签，注明患者姓名和药品名称、用法用量；向患者交付药品时，按照药品说明书或者处方用法，进行用药交代与指导，包括每种药品的用法用量、注意事项等。

（6）药师应当认真逐项检查处方前记、正文和后记书写是否清晰、完整，并确认处方的合法性，并应对处方用药适宜性进行审核。审核内容包括：①规定必须做皮试的药品，处方医师是否注明过敏试验及结果的判定；②处方用药与临床诊断的相符性；③剂量、用法的正确性；④选用剂型与给药途径的合理性；⑤是否有重复给药现象；⑥是否有潜在临床意义的药物相互作用和配伍禁忌；⑦其他用药不适宜情况。

（7）药师经处方审核后，认为存在用药不适宜时，应当告知处方医师，请其确认或者重新开具处方。发现严重不合理用药或者用药错误，应当拒绝调剂，及时告知处方医师，并记录，按照有关规定报告。

（8）处方调配"四查十对"规定：查处方，对科别、姓名、年龄；查药品，对药名、剂型、规格、数量；查配伍禁忌，对药品性状、用法用量；查用药合理性，对临床诊断。

（9）药师应当对麻醉药品和第一类精神药品处方，按年月日逐日编制顺序号。在完成处方调剂后，应当在处方上签名或者加盖专用签章。

（三）处方调剂差错预防

1. 差错类型

（1）审方错误：医师不了解药品品名、剂量、用法、规格、配伍变化而书写错误的处方，或者因为匆忙开具处方而书写错误，而调配及发药者未能审核出错误处方，依照错误处方调配药品给患者使用。

（2）调配错误：处方没有错误，但调配人员调配了错误的药品。包括：①将 A 药发成了 B 药；②规格错误；③剂量错误；④剂型错误。

（3）标示错误：调配人员在药袋、瓶签等容器上标示患者姓名、药品名称、用法用量时发生错误，或张冠李戴，致使患者错拿他人的药品。

（4）其他：如配发变质失效的药品；或特殊管理药品未按国家有关规定执行，造成流失者；或擅自脱岗，延误急重患者的抢救等行为。

2. 发生差错的原因及预防措施

（1）工作责任心不强：工作粗心，过于自信，责任意识不强。调剂人员应树立"预防为主""质量第一""安全第一""全心全意为患者服务"的思想，人人参与药品质量管理，增强责任心。

（2）规章制度落实不严：调配人员没有严格按处方调配规程操作，核对不认真，调配程序混乱，分工不明确。因此，调剂室应制定和完善各项规章制度，做到每项工作都有严格的操作规范。目前，医院药学部（科）已建立完善的岗位操作规程、岗位职责、配方窗口工作制度等，其目的就是通过规范操作行为，将差错的发生率降到最低。

（3）专业知识欠缺：药学专业知识不扎实，不熟悉本职业务。调剂人员应熟练掌握常用药品的药理作用、适应证、理化性质、用法用量、相互作用、配伍禁忌、不良反应及注意事项，以便能协助医师选药和合理用药，正确指导用药。同时应根据临床药物应用情况，不断更新知识，适应工作需要。药学部（科）应对调剂人员提出继续再教育的要求，定期考核，促进调剂人员整体素质的提高，减少差错事故的发生，更好胜任本职工作。

（4）药品摆放不合理：不按药品分类要求摆放药品，陈列不定位，药品摆放混乱等容易导致调配错误。因此，调剂室应合理布局药架及科学合理地摆放药品，将包装外观相似或药名相似的药品分开摆放，剂型或规格容易混淆的也要分开摆放，合格药品与不合格药品分开存放，对高危药品、易混淆药品、不合格药品进行标识，从而提高调配速度，降低调配差错率。

（5）调配环境：调剂室内光线暗，候药患者拥挤、嘈杂等也易引起差错。因此，要保证调剂室内光线充足，并合理配备调剂人员，减少患者候药时间，调剂间与发药间相对隔开，避免外界嘈杂的声音对药品调剂工作造成干扰。

3. 差错的处理

（1）建立本单位的差错处理预案。

（2）当患者或护士反映药品差错时，立即核对相关的处方和药品；如果是发错药品或错发了患者，药师立即按照本单位的差错处理预案迅速处理并上报部门负责人，以便及时妥善处理，避免对患者造成进一步的伤害。任何隐瞒、个人私下与患者达成协议的做法都是错误的。

（3）根据差错后果的严重程度，分别采取救助措施，如请相关医师帮助救治、到病房或患者家中更换、致歉、随访，并取得谅解。

（4）若遇到患者自己用药不当请求帮助，应积极提供救助指导，并提供用药教育。

（5）认真总结经验教训：平时发现有调配缺陷就应该及时分析，不轻易放过。一旦发生差错，必须认真、及时总结经验，吸取教训。应按岗位责任，层层把关，堵塞漏洞。认真吸取差错教训，做到：差错原因未找准不放过；责任者未接受教训不放过；防止措施未定好不放过。

（四）调剂工作质量评估

对调剂工作质量进行评估，可以反映调剂工作质量的优劣。其评估的指标主要有以下几个方面。

1. 配方差错率

配方差错是指配错药品品种、数量、剂型、用法、用量等，且患者已经服用。配方差错率是配错药品的次数占配发处方总数的比率。差错事故直接影响到调剂质量，应采取措施避免差错事故的发生。为方便查找原因，总结经验，采取防范措施，调剂科（室）应设立配方差错登记本。配方差错登记表见表10-1。

表 10-1　配方差错登记表

发药日期	患者姓名	发药人	发药差错内容摘要	处理经过	结　果	协助处理人员

2. 不合格处方漏检率

不合格处方是指医师处方书写不符合《处方管理办法》的规定，书写错误、用法用量错误或能产生不良配伍的处方。不合格处方漏检率是指调剂人员在调配处方、审方时应该检出而未检出的不合格处方数占配方总数的比率。通常在每月或每季质量检查时为方便操作可随机抽取 100 张处方来检测其中的不合格处方数。该指标可以反映出调剂人员在调配处方时是否认真审核处方。

3. 发出不合格药品数

不合格药品是指发出的药品中有过期失效、含量不准、发霉、变质、药品标签严重污染等。在平时的调剂工作中若有患者来院反映，应及时登记，定期进行检查，如实填写"不合格药品登记表"。

4. 配方复核率

配方复核率是指配发出药品的处方，经过复核的处方数占配方总数的百分比。配方复核是防止差错事故的重要措施。

5. 药品损耗率

药品损耗率是指因调剂室保管不当造成药品的过期失效、破损和流失等，可用损耗药品金额数占药品总金额数的比率来衡量。

6. 调剂人文服务质量评估

药师调剂工作是直接面对患者和临床医务人员的技术服务工作，调剂人文服务质量评估方法可以根据客户（患者及其家属、医生、护士）满意度调查进行。根据自身特点以及需要测量服务质量的侧重点，设计不同的满意度调查内容。调查内容可以涵盖药师的服务态度、语言举止以及仪表仪态等方面，也可以包括患者对调剂流程的满意度，如：取药等候时间、等候环境、外部标识、服务设施、药师咨询、药师效率等方面内容。

三、用药咨询

用药咨询是指由药师对患者进行合理用药指导和宣传，针对患者的具体用药进行个体化的用药指导。咨询的主要内容有药品的适应证、用法用量、不良反应、配伍禁忌、贮存方法、药价及是否录入社会医疗保险报销目录等信息。药师利用自己掌握的专业知识直接为患者指导用药，可以最大限度地提高患者的药物治疗效果，提高用药的依从性、有效性和安全性（关于用药咨询的详细内容请查阅本书第八章第四节用药咨询服务）。用药咨询要做好用药咨询记录。

第三节　调剂室工作制度

为确保调剂工作的准确、快速、有序进行和调剂室药品的科学管理，调剂室应建立一系列的工作制度，如岗位责任制度、查对制度、领发药制度、特殊药品管理制度、效期药品管理制度、差错登记制度、药品不良反应报告制度、药品报销制度、药品分装管理制度、交接班等制度来创造一个有序的工作环境，提高药品调剂质量，保证患者用药安全有效。调剂室工作制度主要内容分述如下：

一、岗位责任制度

从收处方到药品的发放，这一过程在药房内是需要经过多个环节的，每个岗位必须按其操作规程进行有序的工作。药房的审查处方、划价、调配、核对、发药及药品分装、补充药品、处方统计与登记、处方保管等工作岗位，无论哪个岗位都应有明确的职责范围，具体的内容、要求和标准。药房工作人员岗位责任制的内容要求具体化、数据化，这样便于对岗位工作人员的考核审查。

药房工作人员除确保药品质量和发给患者药品准确无误外，还应明确药房工作环境的卫生责任，并应经常进行对患者热情服务的教育。

二、特殊药品管理制度

调剂室领用的特殊药品（如麻醉药品、精神药品、医疗用毒性药品），应严格按特殊药品管理办法及相关管理法规要求执行。切实规定和落实特殊药品在调剂室的使用、调配、保管，必须严格执行有关管理办法。经考核合格后取得麻醉药品和第一类精神药品处方权的医师必须签名留样。经考核合格的药师取得麻醉药品和第一类精神药品调剂资格。

有麻醉药品处方权的医师应当按照国家卫生和计划生育委员会制定的麻醉药品和精神药品临床应用指导原则，开具麻醉药品、精神药品处方。医疗用毒性药品的处方用量严格按照国家有关规定执行。麻醉药品实行专人保管、专柜加锁、专账登记、专册记录（使用情况）、专用处方等"五专"管理。放置麻醉药品的药房和药柜必须安全牢固。精神药品、麻醉药品、毒性药品等特殊药品必须专账、专册登记，处方用后另行保管。精神药品、麻醉药品、毒性药品等特殊药品报损须向食品药监部门申请，获批准后，在该部门人员监督下方可销毁。

三、效期药品管理制度

调剂室对效期药品的使用应注意按批号摆放，做到先产先用，近期先用。应明确规定实行专人定期检查，并做好近效期药品登记表；发现临近失效期且用量较少的药品，应及时上报，以便各药房之间调配使用。调剂室对距失效期一定时间的药品不得领用；发给患者的效期药品，必须计算在药品用完前有一个月的时间；效期药品的管理制度主要是保证药品质量，避免管理失误造成医疗纠纷和经济损失。

四、差错登记制度

差错登记一方面是对医师处方差错进行登记，另一方面是对药品调剂人员调配和发药的差错登记。应对差错出现的原因、性质和后果进行定期分析，以利于提高医师和药师水平。一般与经济利益结合的差错登记制度有利于提高医药人员的责任心。

五、药品不良反应报告制度

药品不良反应（adverse drug reaction，ADR）是指药品在正常用法用量下出现的与用药目的无关的或意外的有害反应。按照国家《药品不良反应监督管理办法（试行）》规定，医院设立 ADR 监测领导小组，各临床科室有指定的医师或护师担任科 ADR 监察员。报告范围：上市五年以内的药品，报告该药品引起的所有可疑不良反应；上市五年以上的药品，主要报告该药品引起的严重的、罕见的、前所未有的、群体的不良反应。

调剂室处于用药的第一线，门诊、急诊患者的用药效果都会直接或间接地反馈给药品调剂人员，调剂人员应将收集的药品不良反应信息及时上报医院 ADR 监测小组。

药学部（科）具体承担对临床和门诊调剂室上报的 ADR 报告表的收集整理、分析鉴别，向临床医师提供 ADR 的处理建议、负责汇总本院 ADR 资料并上报，以及转发上级 ADR 监测机构下发的 ADR 信息材料。

六、药品召回管理办法

药品召回，是指药品生产企业按照规定的程序收回已上市销售的存在安全隐患的药品。安全隐患，是指由于研发、生产等原因可能使药品具有的危及人体健康和生命安全的不合理危险。已经确认为假药劣药的，不适用召回程序。

我国于 2007 年 12 月 10 日颁布施行《药品召回管理办法》。该管理办法规定，药品召回分两类、三级，有利于风险控制。两类即主动召回和责令召回。其中，责令召回是指药品监管部门经过调查评估，认为存在安全隐患，药品生产企业应当召回药品而未主动召回的，应当责令药品生产企业召回药品。三级是根据药品安全隐患的严重程度来区分的。一级召回是针对使用该药品可能引起严重健康危害的；二级召回是针对使用该药品可能引起暂时的或者可逆的健康危害的；三级召回是针对使用该药品一般不会引起健康危害，但由于其他原因需要收回的。药品生产企业在做出药品召回决定后，应当制定召回计划并组织实施，一级召回在 24 小时内，二级召回在 48 小时内，三级召回在 72 小时内，通知到有关药品经营企业、使用单位停止销售和使用，同时向所在地省、自治区、直辖市药品监管部门报告。

药品召回制度是国际上盛行的、非常成熟的药品市场管理制度，美国、日本、英国等很多发达国家都制定了完备的召回标准，在药品召回的程序、监督和赔偿等方面的规定都非常明确。

七、药品退药制度

原卫生部于 2011 年 3 月 1 日颁布实施《医疗机构药事管理规定》（以下简称《规定》）。《规定》要求，为保障患者用药安全，除药品质量原因外，药品一经发出，不得退换。由于市场因素的影响，在常规医疗工作中，常常遇到患者因为各种原因要求退药的情况。而药品作为特殊商品，其生产、流通、使用管理都具有特殊要求，必须保证每一片、每一支药品的来源都是合法的、有质量保证的。各医疗机构可根据临床医疗工作实际情况，制定退药制度，对退药进行有效管理，确保质量并有记录。建议制度中体现视情节医生须承担全部或部分退回药品经济损失，有利于规范医生的处方行为，对促进合理用药，杜绝大处方具有一定的意义。

第四节 医院药品调剂工作的实施

药品调剂是医院药剂科的主要工作之一，它是指药师在药房依据医师处方，将药品准备好并发给患者使用的全过程。一般分设门诊药品调剂、住院药品调剂、中药调剂等部分，三级医院通常还设置儿科药品调剂、传染病科药品调剂等专科调剂部门。

一、西药调剂工作

医院西药调剂室又称西药房，是调配西药处方的场所，一般分为门诊调剂室、住院调剂室两部分。虽然服务对象均为患者，但调配业务则有一定的差异。门诊调剂室主要任务是调配医院门诊西药处方，住院调剂室则调配病区处方及医嘱。

（一）西药调剂室的内部布局及设施

依据药品贮存与保管要求，西药调剂室应设有药品储藏室、分装室、调配发药室、资料室；若实行中心摆药，还应设立摆药室、摆药核对室等。各室应按流程毗邻相连，室内整体布局应以移动距离最短和操作流程顺序为原则，减轻劳动强度，方便取药，提高效率和便于管理。

1. 药品储藏室

药品储藏室主要供贮存整件药箱，应按类别摆放。此处需要通风干燥，相对阴凉。

2. 药品分装室

药品分装室为保证药品分装质量，应有空气过滤装置，并安装紫外光灯，以利空气过滤除菌。

3. 调配发药室

调配发药室供药剂人员处方审查、调配、发药用。应配备药柜、药架、调剂台、发药柜台、冰箱等方便药品陈列和调剂人员审查、调配、发药用。调配发药室应宽敞明亮，室温应保持18～26℃，相对湿度45%～75%。

4. 资料室

资料室供临床医护人员及患者咨询查阅文献资料。室内应设置资料柜，放置各种药品信息资料及专业工具书籍，并配备电脑，安装药品配伍咨询软件及药品管理系统软件。

5. 摆药室

摆药室供专职摆药护士或药学人员摆药用。应配备药柜供存放片剂、胶囊剂和针剂，配置特制的摆药台使之方便摆药。摆药室应符合洁净度的要求。

6. 摆药核对室

供病区护士将摆好的药盘取出，核对已摆好的药品。室内应设置高度适宜的工作台和桌椅等。

有些医院采取将摆药室和摆药核对室之间以壁橱相连、两面相通，大壁橱依据病区数隔成若干个小隔层，两面开门，门的一侧通向摆药室，另一侧通向摆药核对室，小门用锁锁上，室间大小以能摆放病区的药盘（双盘）为度。

西药调剂的常用工具有：药匙、乳钵、托盘天平、扭力天平、量杯、漏斗、玻棒、药袋。有条件的还可配置药品自动分装机、单剂量片剂包装机等。

（二）调剂药品的领取与摆放

1. 调剂药品的领取

药品的领取是调剂室一个定期、计划性的工作，调剂所用一切药品均应定时从药库领取。调剂室应设专人定时（每周 1~2 次）对药品柜、橱架内现存的药品进行检查，并根据药品的消耗情况、季节变化、库存量、货位空间，登记所需补充或增领药品的品种和数量，填写药品领用单（表 10-2），并将该单在领取药品的前一天递交药库有关人员备药。对缺项的药品，应根据药库通知及时更改品种或作其他处理。药库将可发药品备好核对后，按规定时间送至领用单位。

（1）领药人员对领取的药品，应按领用单所列品种、数量逐一进行核对，经核对、清点无误后再分类上架陈列或存放备用。数量不符或药品质量不合格者，应及时退回药库处理。

（2）特殊药品（毒、麻、精神药品）应单独编号列单领取，各环节应符合特殊管理药品有关法规要求。

（3）严格执行领药复核制度。药品领取复核完毕，药库发药人员、药房领药人员及复核人员均应在药品领用单所规定的位置签名，以示负责。

表 10-2　药品领用单

编号：　　　　发货单位：　　　　收货单位：　　　　时间：　　年　月　日

品名	规格	单位	数量		单价	金额	备注
			请领数	实发数			
发药人 签字			领药人 签字			复核人 签字	

注：第一联由领用科室存查；第二联由发药部门存查；第三联由会计金额核算调剂室领取药品注意事项：

2. 调剂药品的摆放

药品在调剂室的摆放又称为药品的陈列。在药品调剂室、药品储藏室中科学合理摆放药品，对提高调剂工作效率，降低差错事故发生有直接影响。摆放药品的方法有多种，可根据调剂室的类型、规模、面积大小等实际情况，选择一种或采用综合分类方法摆放。

（1）摆放药品的分类

①按药品剂型分类摆放：大致分为口服固体剂、小针剂、大输液、口服液体剂、酊粉膏剂、其他外用药剂等。在综合医院中，注射剂、片剂、胶囊剂是品种及数量最多的剂型，应留有足够的空间摆放，并且要设在容易拿取的位置。其他剂型的药品可根据使用情况进行排列。

②按药理作用分类摆放：先根据大类（剂型）摆放，然后各类再按药理作用分类摆放。如按心血管用药、呼吸系统用药、消化系统用药、抗感染用药、神经系统用药等进行排列。

③按使用频率摆放：在按剂型分类和按药理作用分类的基础上，将使用频率高的药品摆放在最容易拿取的位置，可减轻调剂人员的劳动强度，提高工作效率，缩短患者等候时间。这是目前被广泛应用的方法。

④按内服药和外用药分开摆放：摆放外用药品处，要用醒目的标识（红字白底），以提示调配时注意，严防出错。

⑤特殊管理药品摆放：一类精神药品要严格管理，专人专柜，按处方进行统

计、登记的办法管理；二类精神药品使用广泛，且用量大，其摆放要有固定位置，并在使用标签颜色上应与普通药品有所区别，以便于管理。麻醉药品必须按"五专"原则管理。

（2）摆放药品的定位：是指将每一种药品应放置的位置固定下来。定位要注意以下几点：

①药品所定的位置要符合药品的分类要求。

②常用药品的位置要尽量定在顺手方便的地方。体积、重量较大的药品应定在较低的位置上。较轻或不常用的药品应定位于较高不方便的地方。

③药品一旦定位后，应贴上醒目的标签，不要随意更改或移位。

（3）摆放药品的定量：摆放药品定量是指调剂室和调剂药品储藏室内，定位摆放的药品都应规定相对固定的数量。定量的数据应根据以往药品消耗的经验和货位空间而确定。

（4）摆放药品的定时充添：定时充添是指陈列于调剂室（包括调剂药品储藏室）各定位上的药品，由于调配用药，使品种、数量减少时，由药品管理人员在某一规定的时间给予补充加至原规定数量。充添药品除必须定时外，还要注意以下问题：

①药品规格的一致性：许多药品同一品种剂型但有几种规格，这些药品虽规格不同，但在外观颜色、形状上却非常相似，很容易混淆而导致调配发药差错事故发生，因此这类药品在补充时，应格外注意将其分开。

②药品外观的一致性：有些药品虽然品种、剂型相同，但由于生产厂家或生产批号的不同而出现外观性状差异。这类药品在补充时，应将其分开，以便发药时分别发放，免除患者的疑问和误解。

③药品充添的有序性：近期的药品摆放在前面（或上面）、远期的摆放在后面（或下面），同种不同效期的药品不得混放。

④药品基本包装的完整性：药品上架入位时，往往要拆去外包装或大包装，拆除外包装或大包装时，应注意保护药品的基本包装（如：容器、标签、瓶盖等），使药品的最小包装单位保持完好地摆放在规定的位置上。

（三）药品的分装

药品分装是将大包装的药品分装成协定处方规定包装量的过程，是药品准备的过程之一，其目的是为加速药品调配速度。此外，某些药品不一定是协定处方范围，但其原包装不适宜调剂使用，也必须将其分装成适宜装量的小包装，便于发放使用。由于制剂工业的发展，药品包装已趋于小型化（单剂量包装），需要分装的药品品种逐渐减少。

由于药品的生产和包装应符合药品生产质量管理规范要求，药品分装难免药品包装开启和裸露过程，为保证药品质量，对药品分装的注意事项有以下几方面。

1. 分装室的环境

药品分装应有专门的分装间，室内应备有消毒设备及空气层流净化装置，并建立质量卫生操作规程。药品分装完毕，分装容器应清洁、消毒。

2. 分装设备

分装设备（如数控分片机、散剂分包机）要及时清洁和保养，天平和量具要定期校验。

3. 分装容器与包装材料

分装容器与包装材料质量要符合卫生标准，分包装上至少应清楚标明药品名称、规格、数量、分装日期、有效期等。

4. 人员要求

药品分装应由经过专门训练的人员担任，并有药士以上职称的专业技术人员负责。

5. 分装的质量控制

分装前应仔细查对原包装药品的名称、数量、剂型、规格、出厂日期是否与计划分装的药袋相符，核对无误后，方可分装；分装时要检查药品质量及原包装上的有效期，对有疑问的药品，必须核实无误后方可分装；注意不可将品名相同，而规格、效期不同的药品混装于同一药袋；严禁同时在同一分装间分装不同的药品或不同规格的相同药品；为保证药品质量，一般分装量以 3～7 日的消耗量为宜；严格执行核对制度，分装后的药品应由第二人进行核对签字。

（四）门诊西药房调剂工作

1. 门诊调剂工作程序

合理正确的调剂工作程序，是确保调剂快速、准确，保证调剂质量的重要因素。门诊调剂的一般程序如图 10-2 所示。

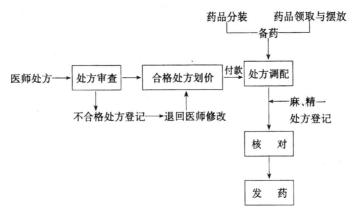

图 10-2　门诊调剂的一般程序

2. 门诊调剂的工作方式

根据调剂工作量和调剂人员的多少，门诊调剂工作可采用不同的配方方法，以提高配方效率，减少差错事故的发生。一般门诊调剂常采用以下 3 种方式。

（1）独立配方方式：审方、调配、核对、发药均由一人完成，容易出现差错。这种方式适合于专业人员紧缺或工作环境紧凑的单位，如适用于小型医疗机构或社区卫生服务中心的药房，或大型医疗机构急诊药房夜间值班时。

（2）协作配方方式：整个配方过程由几个人协作完成。一般由 1 人收方和审方，1～2 人配方，另设 1 人核对和发药。这种方法分工具体，工作有序，药品由第二人核对后发出，可减少差错，但需要较多人员。此法适用于大医院门诊药房及候诊患者较多的情况。

（3）综合法：即独立配方与协作配方相结合的方法。每个发药窗口设两人，一人负责收方、审方和核对发药，另一人负责配方。此法吸收了上述两法的优点，配方效率高，差错少，人员占用少，符合调剂工作规范化的要求。普遍适用于各类型医院门诊药房。

3. 门诊处方调剂

（1）收方：从患者（或其家属）手中接受医师的处方。

（2）审查处方：审查处方是保证调剂工作质量的第一关，是确保用药安全有效，防止医疗用药差错事故的有效方法。因此要求处方审查人员有较高的业务素质和耐心细致的工作态度。处方审查的内容包括：

①处方各项填写是否完整：调剂人员收方后首先审核处方前记书写是否清楚、正确、完整，有无涂改或其他不符合处方管理规定的情况。处方正文内容（主要是药品名称、剂型、规格、数量、用法和用量）是否完整、规范、正确。

②药品名称、剂型、规格、数量审查

药品名称审查：处方中药品名称应当使用经药品监督管理部门批准并公布的药品通用名称，不能使用商品名（因一药多名易造成重复用药）。同时还要审查处方用药与临床诊断是否相符。特别要注意老人、儿童、妊娠期、哺乳期、肝肾功能不全者的用药是否有禁忌。

药品剂型的审查：在上市的药品中，大多数药品有多种剂型，如硝苯地平有普通片剂每片10mg、控释片每片20mg、胶囊剂每粒5mg、喷雾剂每瓶100mg。同一药物的不同剂型，可能药物含量不同，用法也不同，对药物的吸收和疗效会产生很大的影响。因此《处方管理办法》规定，医疗机构购进同一通用名称药品的品种，注射剂型和口服剂型各不得超过2种。

药品规格的审查：同一药品可能会有几种规格，如阿司匹林有25mg、40mg、100mg和300mg四种规格的肠溶衣片。前3种用于防治血栓形成，后者用于解热镇痛抗炎。因此，要注意审查医师处方书写的药品规格和药房现有的药品规格是否一致。如出现不一致的情况，须及时纠正，以免造成剂量的计算和使用差错。

药品数量的审查：主要是审查药品数量是否超过处方限量要求。普通处方一般不得超过7日用量，急诊处方不得超过3日用量，特殊管理药品按国家有关规定执行。

③药品剂量的审查：剂量审查是将药品使用剂量控制在安全范围内，防止剂量过小不能达到治疗目的，或剂量过大造成毒性反应。老年人和儿童的组织器官及其功能与成人不同，使用药品的剂量要进行适当调整。小儿剂量要计算（按体重、体表面积、年龄、老幼剂量折算表），而老人的剂量为3/4成人量。剂量审查方法是：应依据病情，成人按药品说明书或《中华人民共和国药典临床用药须知》等规定的常用量进行治疗，不得超剂量。特殊情况下，因治疗需要，必须超过剂量时，经处方医师重新签名并注明修改日期后方可调配。

同时，对肝、肾功能不全的患者，也应根据其损害的程度酌情减少剂量。

④药品用法的审查：药品用法审查包括给药途径、用药次数、给药时间的审查。正确的给药途径是保证药品发挥治疗作用的关键之一，因为有些药品给药途径不同，不仅影响药物作用出现的快慢和强弱，还可以改变药物作用性质。如硫酸镁溶液，口服给药时可产生导泻作用，注射给药时可产生降血压和抗惊厥的作用，外用还可以消肿止痛。因此，调剂人员应熟悉各种药品常用的给药途径，以便根据药物作用性质和病情需要正确调剂。同时还要审查剂型与给药途径是否相符。

药物的服用时间（如饭前、饭后等），须根据具体的药物而定。如催眠药应在睡前服用；抗酸药、胃肠解痉药（如溴丙胺太林）多数在饭前服效果较好；驱虫药宜在空腹时服用，以便迅速进入肠道，并保持较高的浓度。但对胃肠道刺激性较强的药物（如吲哚美辛、阿司匹林、铁剂）宜饭后服用。饭后服因食物会影响药物的吸收，一般吸收较慢，出现疗效也会较慢。审查方法是注意对照医师处方书写的药品用法和药品说明书中该药的用法是否一致，同时还要注意审查对规定必须做皮试的药物（如青霉素），医师处方中是否注明需做过敏试验。

⑤药物配伍禁忌的审查：药物配伍变化有体外和体内两种。体外配伍变化是指药物使用前由于调剂混合发生的物理或化学变化，如固体药物产生潮解、液化和结块等现象，液体药物出现变色、浑浊、沉淀、降解失效等变化，乳剂、混悬剂等非均相液体药剂发生分散状态的改变等。体内配伍变化是指药物配伍使用后在体内药理作用的变化，引起了药效协同或拮抗、减弱，或者使毒副作用增强。凡是药物配伍后使药效减弱，或者使毒副作用增强的配伍称为配伍禁忌。如乳酶生不宜和抗生素合用，氢氧化铝不宜和四环素合用。审查方法是：应根据药物的化学结构、性状、作用机制及药物使用的注意事项分析配伍使用的药物之间是否存在配伍禁忌。凡审查出有配伍禁忌的处方，应按有关规定进行处理。

⑥医师签字的审查：处方后记中医师签字项下，必须有开写处方医师的亲笔签名或印章，其签字或印章应与药剂科留样签字相一致。医师利用计算机开具、传递普通处方时，应当同时打印出纸质处方，打印的纸质处方经签名或者加盖签章后有效。

如果经处方审查后，判定处方不合格时，应拒绝调剂，并填写疑问处方联系单（表10-3），将联系单反馈给处方医师，请其确认或重新开具处方，但不得擅自更改或者配发代用药品。

表10-3　疑问处方联系单

疑问处方联系单

尊敬的_____医师：

您好！药房在审核您开具的处方（号）为_____时，发现如下地方有疑问，请您再次认真核实后给予确认。如果您确认该患者确需按原方调配，请您在处方疑问处双签名，以便药师正确调配。谢谢合作！

□患者基本资料不完整　　□药名或规格不正确　　□重复用药
□医师未签名　　　　　　□用法有疑问　　　　　□剂量有疑问
□剂型有疑问　　　　　　□总量有疑问　　　　　□用药与临床诊断不符
□有药物配伍禁忌　　　　□其他

具体存在疑问如下：_____

_____

如果您仍有不清楚之处，请拨打药房电话×××进行咨询。谢谢！

药房：_____

（3）处方的划价：医师处方经收方审查后，按处方所列药品的名称、规格和数量，计算所用药品价格标明在处方上，患者交费后调剂人员予以调配。目前多采用计算机计价，由于计算机收费系统在药品调剂工作中的应用，电脑计价已基本取代了人工划价。

（4）处方的调配：经审查合格的处方应及时调配，为确保配方准确无误，应注意做到：①严格遵守操作规程，必须做到"四查十对"。准确数取或称取药品，严禁用手直接取药或不经称量估计取药。②配方前要仔细检查核对装药瓶签上的药品名称、规格、用法用量。③要有秩序地进行调配，急诊处方要随到随配，其余处方按先后次序进行调配。装药瓶等用后要及时放回原处，防止忙中出差错。④发出的药品应正确书写药袋（图10-3普通药袋）或粘贴标签（图10-4不干胶便签形式的用药标签），注明患者姓名和药品名称、用法用量及用药注意事项。⑤药品配齐后，与处方逐条核对药名、剂型、规格、数量和用法。⑥调配好一张处方的所有药品后再调配下一张处方，以免发生差错。⑦对处方所列药品，如系暂缺药品，应与医师联系，由医师决定取舍，调剂人员不得擅自更改。对于不规范处方或不能判定其合法性的处方，不得调剂。⑧核对后配方人签名。⑨调剂麻醉药品、精神药品及医疗用毒性药品时应按照相应法规进行调配使用。麻醉药品注射剂仅限于医疗机构内使用，护士注射后应派专人收回空安瓿。患者使用第一类精神药品注射剂，再次调配时，应当要求患者将原批号的空安瓿交回并记录数量。收回的麻醉药品、第一类精神药品注射剂空安瓿由专人负责计数监督销毁，并作记录。

×××× 人民医院
内服药袋
姓名：_____
药名：_____
用法：每日服　　次
　　　每　小时服1次
　　　每次服　片，　粒，　包
　　□饭前　□饭后　□睡前
用温开水送服
批号：
效期：
　　20　年　月　日

图10-3　普通药袋

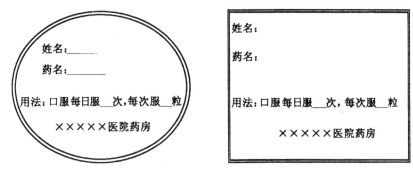

图 10-4　不干胶便签形式的用药标签

（5）核对检查：处方药品调配完成后应进行核对，核对是保证配方质量、确保用药安全的重要步骤，必须由药师以上药学专业技术职务资格的人员负责复核。核对时应仔细核对所取药品与处方药品的名称、规格、用法用量、数量及患者姓名是否一致，用药注意事项是否书写完整。并应逐一检查药品外观质量是否合格（包括形状、颜色、澄明度等）。经核对所配处方正确无误后，核对人员签字。

（6）发药：发药是调配工作的最后一个环节，要使差错不出门，必须把好这一关。发药时应主动热情、态度和蔼，并且应注意做好以下工作。

认真核对患者姓名与处方姓名是否一致，防止差错事故发生：窗口发药时应先呼唤患者姓名，得到回应后，核对确认，才能将药品逐一发给患者或家属。同时交代每一种药物的用法、用量以及有关药品应用注意事项，对于特定的用法与用量以及特殊的使用方法等应详细说明，直至取药者完全理解。如发放外用药剂应说明用药部位及方法，且强调"不得内服"。混悬剂、乳剂发放时要交代"用时摇匀"。抗组织胺药、镇静药和催眠药服用期间要嘱咐不得驾驶车辆等。服药后可引起大小便颜色改变的也应向患者交代。

有的滴眼液（如利福平、白内停）将药片与溶剂均装在同一个包装内，临用前须将其配成溶液才能使用，否则患者可能会将此药片口服，仅用其溶剂滴眼，因此要将溶解方法交代清楚。还有的药瓶中装有干燥剂，不详细交代有时也可能被患者误服。

由于有些食品对药物产生不良影响。因此，发放药品时，应根据药物的特性，告知患者用药时应控制哪些饮食摄入，以提高药物的疗效。此外，发药时还应注意尊重患者的隐私。对患者的询问要耐心解答，做好门诊用药咨询服务工作。近年来提倡大窗口敞开式柜台发药，这样药师与患者可以面对面沟通，有效地为患者提供药学信息服务和完成用药咨询，为今后开展药学保健创造条件。

(五) 住院药房调剂工作

1. 住院调剂工作程序

一般住院患者的用药有医嘱取药和医师处方取药两种形式。医嘱取药是先将医嘱换抄成住院患者的专用处方后，再行取药；医师处方主要用于贵重药品、麻醉药品、精神药品、医疗用毒性药品和出院带药的调配发药。住院调剂由于选用的作业方式不同，其调剂程序与门诊调剂也有一定的差异。

住院调剂工作与门诊调剂工作不同，它只把住院患者所需的药品定期发至病区。供药的方式有多种，各家医院的做法不一，但主要的方式有3种。

(1) 病区小药柜制：按各病区的特点及床位数，在病区内设小药柜。储备一定数量的常用药品及少量急救药品，由护士按医嘱发给患者使用。当小药柜中药品消耗减少时，护士按处方消耗填写请领单，向住院调剂室领取补充药品，经核对后由护士领回。此配方方式的优点是便于患者及时使用药品，减轻护士和调剂人员的工作量，药师也可以有计划地安排发药时间。但其缺点是药师不能及时纠正患者用药过程中出现的差错。此外，由于没有专业人员对病区保存的药品进行管理，容易造成药品变质、过期失效。同时，由于领药护士不固定而经常会出现重复领药，容易造成药品积压、浪费。另外，如果管理不到位容易出现药品流失或患者使用后漏费，造成医院经济损失。

(2) 中心摆药制：病区药品管理，可分别设立住院药房和中心摆药室2个部门或住院药房内设立摆药室。由病区医生开出具体医嘱，各临床科室的电脑操作员 (或护士) 每天将医嘱直接输入电脑，医嘱包括患者的姓名、性别、年龄、科别、床位号、病历号、药名、规格、剂量、用药次数等信息，核对无误后传递信息 (电脑确认)。中心摆药室电脑系统可显示该科的医嘱，经药师审查药物的配伍、相互作用、剂量后，打印用药清单 (即药疗单)。目前多数医院摆药的品种仅限于口服固体药、小针剂、大输液，为一天用量。一般口服固体药按患者个人实行单剂量摆药 (即：中心摆药室摆药人员将患者一天服药量分次摆入服药杯中)，注射剂按科室统计的总数摆药，特殊药品、贵重药品及出院带药凭医师开具的处方调配，外用药由护士用请领单领取。摆药完成，药师核对无误后由病区护士领回，打印的药疗单临床科室和中心摆药室应各留一份备查，一般摆药由药剂人员摆药及核对药，或护士摆药、药剂人员核对药。

此种方式的优点为药品由药师集中保管，可避免药品变质、过期失效、积压、浪费。摆药经多重核对，可避免差错事故的发生。缺点是摆好的药放在投药杯中，运送不方便，且运送中容易污染。

（3）凭处方发药：医师为住院患者开具处方，由护士或患者（或家属）凭处方到住院调剂室取药，调剂人员按方发药。这种发药方式的优点是药师可直接了解患者的用药情况，便于及时纠正用药差错，保证患者用药安全、有效、合理。但其缺点是药师和医师的工作量较大，所以仅适用于患者出院带药和麻醉药品、精神药品、贵重药品的用药。

上述 3 种住院调剂的配方发药方式，任何一种都有其优点，但也有其不足之处。因此，医院可以针对具体情况，采用多种发药方式相结合，取长补短。

二、中药调剂工作

中药调剂是以中医药理论为基础，根据医师处方、配方程序和原则，及时、准确地将中药饮片或中成药调配给患者使用的过程，它是一项负有法律责任的专业操作技术。

（一）中药调剂室的设施与设备

完备的设施，齐全的设备是保证调剂质量、提高工作效率、减轻劳动强度的有力保障。

1. 中药调剂室的设施与设备

（1）中药饮片柜：主要用于装饮片，其规格视调剂室面积大小和业务量而定。饮片柜抽屉内通常分为数格，所以称为“格斗”，便于存放不同的饮片，且存放位置按中医处方习惯编排，形成固定的“斗谱”。

（2）中药贮药瓶、罐：由不同材料（如玻璃、搪瓷、不锈钢）做成的密闭容器，用于贮存易吸潮、风化、虫蛀、霉变、含挥发油等药材（如芒硝、薄荷、川芎、熟地、肉苁蓉）。

（3）药柜：用于摆放中成药。

（4）调剂台：一般调剂台高约 100cm，宽约 55cm，长度可按调剂室大小而定。

（5）电脑：与医院其他部门联网，及时传送信息。

2. 中药调剂的用具

（1）戥秤：是一种不等臂杠杆秤，为传统沿用下来的称量工具，由戥杆、戥砣、戥纽、戥盘组成。根据称量值不同，有克戥和毫克戥之分。戥杆上有 2 个戥纽，分"里纽"和"外纽"，里纽用于称较轻的药物；外纽用于称较重的药物，杆上还有刻度表示分量，戥杆上有两排刻度，称"戥星"，分别表示不同戥纽时的药物重量，左手提里纽时最右边的一颗星为"定盘星"。

（2）天平：不同称量范围的天平，主要用于毒性中药、贵重药品的调配。

（3）台秤：用于称量较重、体积大的饮片，多采用电子台秤。

（4）铁碾：又称铁船、推槽、脚蹬碾等，全部用铁制成。用于临时捣碎中药饮片。

（5）冲筒：冲筒由筒体、杆棒组成（有的冲筒还加有筒盖），多为铜质。用于临时捣碎中药饮片。

（6）切药刀或剪。

（7）包装纸（袋）：医院中药房多数用包装袋，并在袋上标注患者姓名、用法用量、煎煮方法。

（8）药匙：称取粉末状药物用。

（9）药刷：是清洁用具，用来刷药斗、药柜和冲钵。

（二）中药饮片的领取与摆放

1. 中药饮片的领取

中药饮片的领取是指根据调剂药品的消耗量，及时补充药斗中饮片存储量的工作。具体步骤包括：查斗→领药→装斗等。

（1）查斗：调剂室必须有一定量常备药品储存，既要保证药品供应，又要避免积压造成药品变质。所以中药调剂室内设专人查看药斗中饮片与标签是否相符，有无短缺品种，日消耗量有多少，饮片有无生虫、发霉变质，有无混斗等情况，以确定领取饮片的品种和数量，并及时清除变质药品和杂质。

（2）领药：根据查斗的结果填写药品请领单，领药程序与注意事项与西药领取相同。

（3）装斗：指将饮片添加到规定药斗中的操作。装斗时要核对品种、药名。应先取出药斗中剩余的饮片，清洁药斗，将补充的饮片放入后，再将旧饮片放于上面。一般装入药斗容积的4/5；种子药因粒圆、细小易流动，多装至药斗容积的3/5处。装斗时不可按压饮片，以免使其碎乱，影响外观和使用。有毒药材、贵重药材设专柜，必要时密封以防走味（挥发）或串味（吸附）。

2. 中药调剂室饮片的摆放

中药调剂使用的中药柜习称饮片斗架，一般斗架高约2米，宽约1.3米，厚约 0.6 米，装药斗 59～67 个，排列成横七竖八，在架最下层可设大斗。每个药斗中又可分为 2～3 格。一个斗架装 150～170 种药材。中药饮片的摆放（排列）亦称斗谱的编排。编排时要考虑到方便调剂，减轻劳动强度，避免发生差错事故，亦有利于饮片的管理；斗谱的编排有以下几种方法：

（1）按饮片性能分类编排根据饮片性能分类的方法，同一类饮片编排在一起。如将补气药、补血药、养阴药、清热药编排在中心，辛温热药编排于一侧，辛凉解表之寒凉药编排于另一侧，这几类药构成了相互联系的有规律的斗谱。

（2）按药用部位编排：将药物按其入药部位分为根、茎、叶、花、果实、种子、动物、矿物等若干类，每一类按一定顺序装入药斗内，质轻的茎、叶、花且用量较少的饮片如月季花、白梅花、佛手花、玫瑰花、厚朴花、络石藤、青风藤与海风藤等应排在上层药斗中；质轻体积大且用量大的饮片如灯芯草、通草、茵陈、金钱草、薄荷、桑叶等应排在斗架最下层的大药斗内；质重的如磁石、牡蛎、石决明等矿石、贝壳类排在下层药斗中。

（3）按常用方剂编排：为了方便调剂，将临床常用的方剂或传统方剂组成的药物如"麻黄汤"之麻黄、桂枝、杏仁、甘草等；"四君子汤"之人参、白术、茯苓、甘草等编排在相邻的药斗中。

（4）按使用频率编排：根据临床使用情况，将饮片分为常用的、较常用的和不常用的，并结合药物性味、功效等分成几类。常用饮片如当归、白芍、川芎、黄芪、党参、甘草、麦冬、天冬、金银花、连翘、板蓝根等，应排在药斗的中上层，便于调剂时称取。较常用的饮片编排在常用饮片的上、下层。

中药调剂室饮片的摆放应注意：

①形状类似的饮片不宜放在一起，如山药片与天花粉片。

②配伍相反的饮片不宜放在一起，如乌头类（附子、川乌及草乌）与半夏的各种炮制品。

③配伍相畏的饮片不宜放在一起，如丁香（包括母丁香）与郁金（黄郁金、黑郁金）。

④为防止灰尘污染，有些中药存放在加盖的瓷罐中，如熟地黄、龙眼肉等。

⑤细料药品（价格昂贵或稀少的中药）不能存放在一般的药斗内，应设专柜存放，由专人管理，每日清点账物。

⑥毒性中药和麻醉中药必须按《医疗用毒性药品管理办法》和《麻醉药品管理办法》规定的品种和制度存放，决不能放一般药斗内，必须专柜、专账由专人管理。如川乌、草乌、斑蝥等毒性中药和麻醉中药罂粟壳。

（三）中药处方的特点

中药处方和西药处方有许多不同的特点，主要表现在几个方面：

1. 组方原则

中药处方是在中医理论辨证论治的基础上，根据药物的性能和相互关系配伍而成。中药处方一般是按"君臣佐使"组方原则组成，所以一张中药处方多有几种至几十种药物，单味药方少见。

2. 并开药物

并开是指医师书写处方时为求其简略，常将两味药合在一起开写，如二冬（天冬、麦冬）、乳没药（乳香、没药）、生熟地（生地、熟地）等。如果在并开药物的右上方注有"各"字，表示每味药均按处方量称取。例如，青陈皮各6g，即青皮、陈皮各6g。如果在并写药品后未注有"各"字，或注有"合"字，则表示每味药称取处方量的半量。例如，乳没药6g或乳没药合6g，即乳香、没药各称取3g。

3. 处方脚注

脚注是医师在处方药名右上方提出的简单嘱咐。脚注的内容有：对煎服的要求，如先煎、后下、烊化、包煎、另煎、冲服等，配方时这些药物要单独另包。脚注的内容还有加工方法的说明，如打碎（杏仁、桃仁、贝母）、去心（莲心、银杏）、去节（麻黄）、去刺（刺蒺藜）、去头足（蜈蚣）、去毛（枇杷叶）、去核（乌梅）等。

（四）中药处方调剂

中药调剂是中药调剂室面向临床患者的第一线工作，中药调剂人员需要有中药专业知识，还要有中医基础理论知识。中药处方调剂流程一般包括：审方→计价→调配→复核→发药→用药指导等。

1. 审查处方

中药处方格式、内容与西药处方大致相同，但中药处方正文内容一般较多，内容更加复杂。有时因各医师用药习惯不同，用药剂量亦有差别，调剂人员要靠掌握的中药知识和经验去判断正确与否，故收方审查工作，应由中医药理论和实践较丰富的中药师担任。

药师应按规定进行处方审核，处方审查的内容有：①查看患者姓名、性别、年龄、处方日期、医生签名等填写是否完整正确，项目不全则不予调配。②审查处方药名、剂量、剂数、先煎、后下等书写是否规范，如有疑问应立即与处方医师联系，更改之处需要医师再次签名并注明日期。③处方中有无配伍禁忌和妊娠禁忌。如发现有相反、相畏的药物时不予调配，确属病情需要时，经医师再次签名后方可调配。④用量是否正确，尤其注意儿童及老年人的剂量，如因病情需要超过常用量时，医师应注明原因并重签名后方可调配。⑤有无缺药，若有，则请处方医生更换他药。

2. 划价

药品划价是按处方的药味逐一计算得出每剂的总金额，填写在药价处。划价应注意以下几点：①经审方合格后才能划价；②计价方法是将每味药的剂量乘以单价得出每味药的价格，再将处方中每味药的价格相加，得出每剂药价，最后将每剂药的价格乘以剂数，得出每张汤剂处方的总价；③代煎药可以加收煎药费；④计价完毕，药价填入处方规定的栏目后，审方计价人员必须签字，以示负责。

3. 调配处方

调配前再次审查相反、相畏、毒性药剂量等，确定无误后即可进行配药。中药饮片处方调配的一般程序包括：复审处方—对戥—称取药品—分剂等。调配中药饮片处方操作要求及注意事项：①根据药品不同体积重量选用合适的戥秤，一般用克戥，称取贵重或毒性药时，克以下要用毫克戥；②调配时，应按处方先后顺序（即：横写的处方从左上角开始，向右逐味、逐行调配；竖写的处方从右上角开始，向下逐味、逐列调配）逐一称取每一味药；③一方多剂时，可一次称出多剂单味药的总量（即称取克数＝单味药剂量×剂数）再按剂数分开，称为"分剂量"。分剂量时要每倒一次，称量一次，即"等量递减，逐剂复戥"，不可估量分剂；④坚硬或大块的矿石、果实、种子、动物骨及胶类药，调配时应捣碎方可入药；⑤不得将变质、发霉、虫蛀等药品调配入药；⑥先煎、后下、包煎、烊化、另煎、冲服等特殊煎煮方法的药品必须另包并注明；⑦配方完毕，配方者自查无误后，根据处方内容填写中药包装袋，并在处方签字，交核对发药人员核对。

4. 核对处方

核对处方是减少配方差错的重要一环，核对的内容有：①复核药品与处方所开药味和剂数是否相符，有无多配、漏配、错配等现象；②有无配伍禁忌和妊娠禁忌，是否超剂量等；③饮片有无霉变、虫蛀等现象；④是否将先煎、后下、包煎、烊化、另煎、冲服等特殊要求药品另包及注明；⑤抽查剂量准确程度，要求每剂药的重量差异不超过±5%，贵重药和毒性药不超过±1%；⑥核对无误后签字，然后在药袋上写明患者姓名，需特殊处理的药品，在药袋上要写明处理方法，然后按剂装袋，装好后整理整齐，装订后发药。

5. 发药与用药指导

发药是调剂工作中的最后一个环节。将调配好的药剂包扎好或装入专用袋，发药人员再次核对姓名、剂数后发给患者，并对患者说明煎法、服法、饮食禁忌等，以保证患者用药安全有效。发药时应注意：①核对患者姓名；②详细说明用法、用量及用药疗程，对特殊煎煮方法如先煎、后下、另煎、包煎等需向患者特别说明；③耐心向患者解释有关用药的各种疑问。

三、门诊、急诊、住院调剂工作的特点

1. 门诊、急诊调剂工作的特点

门诊、急诊调剂工作具有以下几个方面的特点：

（1）随机性：门诊药房直接服务于院外患者，工作任务随到院患者的数量、病种等情况的变化而不断发生变化。患者来源的随机性，导致了门诊调剂工作的随机性。

（2）规律性：虽然门诊调剂工作呈现一定的随机性，但在每个地区和不同的季节，疾病的发生仍有一定的规律。门诊调剂工作人员应根据所在医院规模大小、所处的地理位置、患者的固定流量等因素，经过准确的调查研究，制定合理的用药计划。

（3）紧急性：一般医院的急诊调剂室往往隶属于门诊调剂室，也有单独设置的。因急诊患者起病急、病情严重，所以急诊调剂具有紧急性，调剂人员应及时备好急救药品。

（4）终端性：患者经诊断后，采用药物治疗是诊疗过程的最后一个环节，往往也是患者在医院接受医疗服务的最后部门，具有终端性。由于患者对药品不了解，其工作质量往往缺少外部监督机制，发现调配差错时往往对患者已造成较大危害，所以门诊调剂应有严格而完整的规章制度，调剂过程严格遵守操作规程，严防差错事故。

（5）社会性：门诊调剂室直接面对来自社会各个阶层的患者，患者文化素养、经济状况、性别、年龄、疾病类型各不相同。所以药师不仅需要有扎实的专业知识，更需要有良好的心理素质和交流技巧面对不同的服务对象。

（6）咨询服务性：现代药事管理模式要求"以患者为中心"提供药学服务，药品调剂工作逐渐从药品供应服务型向安全合理用药的技术服务型转变，咨询服务在调剂工作中占有越来越重要的地位。

2. 住院调剂工作的特点

住院调剂工作由于服务对象主要为住院患者，流动性小、相对稳定，其工作的特点主要体现在：

（1）药品管理任务重：由于住院患者病情重、病程长、病情复杂，因此，用药要求复杂，药品品种要求齐全，供应量要充足。

（2）配方发药方式不同门诊调剂：住院调剂的调剂方式除少数凭处方发药外，一般不直接面对患者，可以按医嘱实行中心摆药制或凭病区请领单、处方发药。

（3）业务技术知识面宽：住院调剂室是服务于临床科室和住院患者，既是药品供应管理的业务部门，又是开展临床药学研究、实行药品监督的职能部门，技术性和咨询服务性要求高。因此，要求药学人员专业知识全面、交流能力强。

（4）工作负荷差异较大：受医师查房、下医嘱等的影响，住院调剂室为临床服务的时间相对集中，工作强度大。因此，住院调剂室应根据实际情况合理安排人员，服务高峰时间最大限度地保证人员在岗，减少护士、患者的候药时间。非高峰时间可适当减少人员，避免人员闲置。

参考文献

[1] 胡善联. 药物经济学 [M]. 北京：高等教育出版社，2009.

[2] 牛恒立. 药物经济学在临床合理用药中的应用 [J]. 中国医院药学杂志，2008，28（1）：308-309.

[3] 胡明礼. 药物经济学在医院药学中的应用 [J]. 现代医药卫生，2007，23（3）：426.

[4] 宿凌. 药事管理与法规 [M]. 北京：中国医药科技出版社，2012.

[5] 国家药品监督管理局执业药师资格认证中心. 药学综合知识与技能 [M]. 北京：中国医科技出版社，2012.

[6] 葛建国. 临床不合理用药实例评析 [M]. 北京：人民军医出版社，2011.

[7] 张为烈，王青山，尤兆雄. 患者安全和合理用药 [M]. 北京：人民军医出版社，2012.

[8] 杜文民. 专家指导合理用药 [M]. 上海：上海科学技术文献出版社，2012.

[9] 吴永佩. 医院管理学：药事管理分册 [M]. 北京：人民卫生出版社，2011.

[10] 冯瑞浩. 药学服务沟通与实践 [M]. 北京：人民军医出版社，2011.

[11] 陈郁. 医药商品购销实训 [M]. 北京：化学工业出版社，2011.

[12] 宋卉，吴争鸣. 药学服务技能与药师岗前培训教程 [M]. 北京：中国医药科技出版社，2009.

[13] 吴永佩. 临床药师工作指南 [M]. 北京：人民卫生出版社，2009.

[14] 胡晋红. 实用医院药学 [M]. 上海：上海科学技术出版社，2007.

[15] 陈新谦，金有豫，汤光. 新编药物学 [M]. 17 版. 北京：人民卫生出版社，2011.

[16] 杨世民. 医院药事管理 [M]. 北京：人民卫生出版社，2006.

[17] 彭丽红. 医院药学概要 [M]. 北京：人民卫生出版社，2008.